はじめての カーボカウント

4版

編著

坂根直樹
京都医療センター臨床研究センター予防医学研究室 室長

佐野喜子
公益財団法人結核予防会総合健診推進センター

中外医学社

■執筆者一覧（執筆順）

利根淳仁　岡山済生会総合病院内科・糖尿病センター　主任医長

成宮　学　国立病院機構西埼玉中央病院　名誉院長

神内謙至　かみうち内科クリニック　院長

佐野喜子　公益財団法人結核予防会総合健診推進センター

黒田暁生　徳島大学糖尿病臨床・研究開発センター　准教授

松久宗英　徳島大学糖尿病臨床・研究開発センター　教授

河口八重子　国立病院機構京都医療センター臨床研究センター予防医学研究室

坂根直樹　国立病院機構京都医療センター臨床研究センター予防医学研究室　室長

豊田雅夫　東海大学医学部腎内分泌代謝内科　准教授

佐久間未季　小野百合内科クリニック

小野百合　小野百合内科クリニック　院長

青木雄次　松本大学大学院健康科学研究科　教授

滝田美夏子　東京女子医科大学内科学講座糖尿病・代謝内科学分野

三浦順之助　東京女子医科大学内科学講座糖尿病・代謝内科学分野　准教授

澤木秀明　澤木内科・糖尿病クリニック　院長

村田　敬　国立病院機構京都医療センター　臨床栄養科長・糖尿病センター医長

古家美幸　ふるや糖尿病・甲状腺クリニック　院長

加藤則子　加藤内科クリニック

北岡治子　しまばら病院糖尿病内科

野村　誠　大阪薬業健康保険組合薬業大阪診療所　所長

田村あゆみ　南昌江内科クリニック

南　昌江　南昌江内科クリニック　院長

武者育麻　埼玉医科大学病院小児科

雨宮　伸　埼玉医科大学病院小児科　客員教授

広瀬正和　D Medical Clinic Osaka　院長

川村智行　大阪市立大学大学院医学研究科発達小児医学　講師

山田明子　地域医療機能推進機構九州病院看護部　副看護師長

幣　憲一郎　京都大学医学部附属病院疾患栄養治療部　副部長

津田謹輔　帝塚山学院大学　学長

辻井　悟　天理よろづ相談所病院内分泌内科　特定嘱託部長・健診センター長

阿比留教生　みどりクリニック　健診センター長

一政晶子　North Okaloosa Medical Center, Clinical Nutrition Manager

加藤　研　国立病院機構大阪医療センター糖尿病内科　科長

山田　悟　北里大学北里研究所病院　副院長・糖尿病センター長

山内惠子　国立病院機構京都医療センター臨床研究センター予防医学研究室

金本郁男　元 城西大学薬学部　教授

奥村仙示　徳島大学大学院医歯薬学研究部臨床食管理学　講師

杉本正毅　東京衛生アドベンチスト病院糖尿病内科／バイオ・サイコ・ソーシャル糖尿病研究所　代表

和栗雅子　大阪府立病院機構大阪母子医療センター母性内科　主任部長

山本あかね　神戸大学大学院医学研究科糖尿病代謝内分泌内科学

廣田勇士　神戸大学大学院医学研究科糖尿病代謝内分泌内科学　准教授

４版の序

　『はじめてのカーボカウント』（初版，2009 年）が出てから，12 年が経過した．その間，糖尿病患者さんや家族の中でも「カーボカウント」の認知度は格段に高まってきた．欧米では，糖尿病患者さんの食事療法として，健康的な食品選択による体重管理に加え，カーボカウントが簡便で利用されることが多い．これはカーボカウントが「厳格な血糖コントロールは合併症を減らせるか？」という仮説を検証した１型糖尿病の介入研究（DCCT，1993 年報告）の食事療法として用いられたことにある．この DCCT 研究における４つの食事療法の中でカーボカウントは食事の満足度も高かったことから，アメリカでは 1994 年から低脂肪食と健康的な食品選択を基本として，すべてのタイプの糖尿病をもつ人の食事療法としてカーボカウントが用いられている．英国でも食事中の炭水化物に合わせてインスリンを調節する DAFNE 研究が行われ，血糖コントロールとともに食事関連 QOL の改善が確認された．日本糖尿病学会でも 2017 年から「カーボカウントの手引き」が用いられるようになってくるなど食事療法の変化がみられる．日本には，赤・黄・緑の三食食品群，四群点数法，五感を用いた食育（サペレメソッド），6 つの基礎食品群，食品交換表，フードピラミッド，コマの形の食事バランスガイド，手ばかり法，ポーションコントロールなどさまざまな食事療法がある．また，低脂肪食，ゆるやかな糖質制限，地中海食，野菜の順番療法，食事時間制限食なども用いられるようになってきた．どの食事療法を用いるかは目的によって異なる．食事のエネルギーだけに注目していると，「昼食はあっさりした麺類だから大丈夫だと思っていたら，意外と血糖が上がった」，「宴会や野外のバーベキューで食べているのに低血糖になった」などの問題が起きてくる．カーボカウントはこういった食後高血糖や低血糖の予防に役立つ．また，カーボカウントは外食時のインスリン調節に便利であり，先進的な糖尿病治療法であるインスリンポンプ療法にはカーボカウントは必須である．カーボカウントを学ぶことで，気兼ねなく家族や友人と食事をすることができ，食事の満足度は大いに上がる．本書は，患者さんの疑問，小児編，医療従事者の疑問，資料で構成されている．さらに，第４版では，カーボカウントに関する最新情報を追加したので，ご一読して頂き，患者さんの食事サポートに役立てて頂ければと幸いである．

　　　2022 年 2 月

　　　　　　　　　　　　　　　　　　　　　　　　　　　　編集代表　坂 根 直 樹

目　次

C 医療従事者の疑問

D 資　料

略語表

BMI	body mass index	体格指数
CD	calorie density	カロリー密度
CF	correction factor	修正因子
CGM	continuous glucose monitoring	持続グルコース測定
CIR	carbohydrate-to-insulin ratio	糖質／インスリン比
CKD	chronic kidney disease	慢性腎臓病
CSII	continuous subcutaneous insulin infusion	持続皮下インスリン注入療法
DAFNE	Dose Adjustment for Normal Eating	普段の食事に合わせて調整する
DCCT	Diabetes Control and Complications Trial	糖尿病コントロールと合併症トライアル
DIT	diet-induced thermogenesis	食事誘発性熱産生
DKD	diabetic kidney disease	糖尿病性腎臓病
FGM	flash glucose monitoring	フラッシュグルコースモニタリング
GI	glycemic index	グライセミックインデックス（血糖上昇指数）
GL	glycemic load	グライセミックロード
HbA1c	hemoglobin A1c	ヘモグロビン A1c
ICR	insulin-to-carbohydrate ratio	インスリンと炭水化物の比
isCGM	intermittently scanned continuous glucose monitoring	間歇スキャン式持続グルコース測定
ISF	insulin sensitivity factor	インスリン効果値，インスリン感受性因子
MDI	multiple daily injections	インスリン頻回注射
NPH	neutral protamine hagedorn	中間型インスリン
PFC	protein:fat:carbohydrate (PFC) ratio	たんぱく質，脂質，炭水化物の構成比率
QOL	quality of life	生活の質
SAP	sensor-augmented pump	パーソナル CGM 機能付きインスリンポンプ
SMBG	self-monitoring of blood glucose	血糖自己測定
TDD	total daily insulin dose	1 日総インスリン量

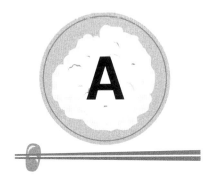

患者さんの疑問

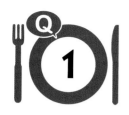

炭水化物と糖質の違いは？

「炭水化物＝糖質＋食物繊維」，すなわち「炭水化物」から「食物繊維」を除いたものが「糖質」である．「糖質」は消化・吸収されてエネルギーになるが，「食物繊維」は消化酵素によって消化されず，エネルギーにならない．

　炭水化物から食物繊維を除いたものが糖質である．糖質は食後の血糖上昇への影響が大きいため，食事に含まれる糖質の量を知ることは重要である．このように，糖質の量を把握して血糖コントロールに役立てる方法を「カーボカウント」という．カーボカウントで実際に計算するのは，厳密にいえば炭水化物から食物繊維を差し引いた糖質であるが[1]，一般に全エネルギーに占める食物繊維相当量は約5％とわずかであり，炭水化物量を糖質量と換算してもよい[2]．

　糖質はさらに単糖類と二糖類を合わせた糖類，三糖類以上の多糖類，糖アルコールとその他（人工甘味料など）の4つに分けられる（表1）．このうち，果実や野菜，発酵食品などに含まれる糖アルコールや人工甘味料であるスクラロース，アスパルテームなどは糖質に分類されるが，血糖値の上昇には直接的に関与しないため，カーボカウントでは計量しない[1]．また，糖類（単糖類，二糖類），多糖類（三糖類以上）はカーボカウントでは計量するが，単糖類である果糖（フルクトース），ガラクトースは血糖に反映されないもののカーボカウントでは計量することに注意を要する[2]．二糖類については，加水分解を受けて単糖類まで分解されるが，図1に示すとおり，スクロース（ショ糖），ラクトース（乳糖），マルトース（麦芽糖）はそれぞれ加水分解されてグルコース（ブドウ糖）を生じるため，食後の血糖上昇に直接的に関与する．

表1　炭水化物の分類

炭水化物	糖質	糖類	単糖類	ブドウ糖，果糖，ガラクトースなど	カーボカウントする
			二糖類	砂糖（ショ糖），乳糖，麦芽糖など	
		多糖類（三糖類以上）		オリゴ糖，デキストリン，でんぷん	
		糖アルコール		ソルビトール，エリスリトール，キシリトール，マルチトール，マンニトールなど	カーボカウントしない
		その他		スクラロース，アスパルテームなど	
	食物繊維	不溶性		セルロース，ヘミセルロース，キチンなど	
		水溶性		ペクチン，アルギン酸カリウム，グルコマンナン，βグルカン，ポリデキストロースなど	

JCOPY 498-12365

1)スクロース(ショ糖) —加水分解／スクラーゼ→ α-グルコース＋β-フルクトース

2)ラクトース(乳糖) —加水分解／ラクターゼ→ β-ガラクトース＋β-グルコース

3)マルトース(麦芽糖) —加水分解／マルターゼ→ α-グルコース＋α-グルコース

図1 二糖類の加水分解

一方，糖質と並んで炭水化物の構成要素である食物繊維は，人の消化酵素によって消化されにくい，食べ物に含まれている難消化性成分の総称である．穀物やパン，豆類，野菜，果物などに含まれており，食べ物の消化スピードや吸収に影響を与える．食物繊維は不溶性と水溶性に分けられ，前者の不溶性食物繊維は穀物，シリアル，パン，豆類やきのこに含まれる．具体的には，セルロースとヘミセルロースは穀物や豆類に含まれ，キチンは甲殻類の殻やきのこなどに含まれている．消化管を通過する過程で水分を吸収し便量を増やすため，腸蠕動を活発にして便通を促進する．

後者の水溶性食物繊維はオート麦，大麦，昆布，こんにゃくなどに含まれる．具体的には，ペクチンは熟した果物に，アルギン酸カリウムは昆布やわかめに，グルコマンナンはこんにゃくに，そしてβグルカンは大麦やオート麦にそれぞれ含まれている．これらの水溶性食物繊維は，ブドウ糖やコレステロールの吸収を遅延させる働きがあるため，十分量を摂取することで血糖，脂質に対する好影響が期待できる[3)]．

日本人の食事摂取基準（2020年版）によると，成人では理想的には24g/日以上を食物繊維摂取量の目標量とすべきとされているが[4)]，令和元年国民健康・栄養調査によると，食物繊維の平均摂取量は1日18.4g（うち水溶性が3.5g，不溶性が11.5g）であり[5)]，大きく不足している．

〈利根淳仁〉

三大栄養素の血糖に変わる速度と割合は？

炭水化物，たんぱく質，脂質の摂取は，すべて血糖値に影響するが，その影響の程度と，血糖に変わる割合，要する時間もさまざまである．また食物として実際に摂取する場合には，その食品の性状や栄養素それぞれの相互作用，さらにいつ食事をするかも影響する．

　三大栄養素の胃液分泌と胃の運動に対する影響をみると，炭水化物は胃液の分泌，胃の運動を促進する．たんぱく質は胃液の分泌を促進するが，胃の運動は抑制する．一方，脂質は胃液の分泌，胃の運動のいずれも抑制する．したがって中華料理のような脂質の多い食事を摂ると，胃液の分泌が低下し食物の消化が遅れ，胃の運動も低下するために食物の十二指腸への移動も遅延するため，血糖値の上昇が遅れる．

　"歴史は夜つくられる"という言葉があるが，"脂肪は夜つくられる"．すなわち身体活動の低下した迷走神経優位な夜間は，過剰なエネルギー源からの肝での脂肪の合成と糖新生が活発となる．この夜間の糖新生は暁現象（Dawn 現象）とよばれている．夕食で脂質の多いこってりした中華料理を食べた後，家に帰ってきて血糖を測定するとあまり上がっておらず安心していると，翌朝，空腹時血糖値が高くなっていてビックリすることがあるのはそのためである．

　炭水化物と脂肪の血糖値に与える影響は，"悪代官と悪徳商人"に例えることができる．悪代官の悪行のごとく，炭水化物は食後の血糖値を直接上昇させるが，脂肪は消化管の動きの抑制，インスリン抵抗性の増加によって食後高血糖の値の増加と持続時間の延長をもたらし，まさに悪代官の悪行を助ける悪徳商人のような働きをする．さらに脂肪酸は夜間肝糖新生を亢進させ，自ら密貿易で儲ける悪徳商人のような悪さもするわけである．さらに朝食を抜くと血中脂肪酸濃度が上昇しインスリン抵抗性が亢進して，昼食後の血糖値の上昇を著しくする．すなわち炭水化物はアッパーカットのように作用するが，脂肪はボディブローのように働くともいえる．

　炭水化物はすべてブドウ糖に変換される．炭水化物は単糖の形で小腸から吸収され，肝ですべてブドウ糖に変換され必要な組織に運ばれアデノシン三リン酸（ATP）に変換される．なぜ糖質は血中を運ばれるときブドウ糖という形で運ばれるかというと，ブドウ糖は他の糖質と比べて酸化されにくいため進化の過程でヒトではブドウ糖が選択されたのかもしれない．

　炭水化物は食後2時間以内にほとんど消化吸収される．液状のものやブドウ糖のような単糖，ショ糖のような二糖類は，よく噛む必要があるものや食物繊維の多いもの，でんぷんのような複合糖質と比較して，口当たりが柔らかく，消化・吸収がより速やかである．

　肥満の助長，糖尿病の患者さんの血糖コントロールを乱す原因としてよく果物，菓子，清涼飲料の摂りすぎがあげられる．これらには果糖とショ糖が多く含まれている．肝への過剰

JCOPY 498-12365

の果糖の流入は，肝のグリコーゲン蓄積には限りがあるため，ブドウ糖に変換され肝より放出されるか，中性脂肪の合成が亢進し，超低密度リポタンパク質（VLDL）というかたちでの血中への中性脂肪の放出の増加を招き高中性脂肪血症，血糖値の上昇をもたらす．ショ糖の影響を調べる場合，第1に分解されやすく，速やかに吸収されるという点と，第2にブドウ糖と果糖が同時に取り込まれるという点を考慮する必要がある．

　よく噛まなければならない食品は血糖値の上昇が遅い．次によく噛むことの重要性について考えてみる．食事の際よく噛むと舌や歯の感覚センサーからの刺激が三叉神経中脳路核に伝わり，さらに視床下部にいたるルートを介してヒスタミン神経系が活性化される．活性化されたヒスタミンは脳の視床下部の食欲中枢に作用して食欲を抑制し，さらに交感神経系を刺激して褐色脂肪細胞のエネルギー消費を増大させる．これらを支持する成績として以下の報告がある．18名の医学生に食事前に10分間デンタルガムを噛ませた場合と噛ませなかった場合とで，そうめんを満腹になるまで噛まずに飲み込ませると，その摂取量は前者が後者より少なかったという．また20～30代の8名の男性に755kcalの食事を，チューブを用いて投与した場合と，よく噛んで食べさせた場合とでDIT（diet-induced thermogenesis, 食事誘発性熱産生）を比較すると，前者は後者の1/4にすぎなかったという結果が得られている．これらの成績から考えても，口当たりの良い軟らかいものを食べたり，早食いをしたりすると，食事量が増え，また同じ食事量を食べても熱として使われる部分が減少し，体に脂としてたまる部分が増え肥満しやすいことが理解できる．ファーストフード食と日本食とで，噛む回数と食事時間を比較すると，前者は後者のいずれも半分であったことが報告されている．どんなものを食べるかにも気を配る必要があるといえる．しかしよく噛んだ方がよいといってもマショマロを何十回も噛むわけにはいかず，ある程度噛みがいがあるものでないといけないわけで，食物に含まれる食物繊維の量も十分に考慮する必要がある．白米と玄米では明らかに血糖上昇作用に差がある．硬い物を食べる実際としては，白米に雑穀米やもち麦を混ぜる，パンはフランスパンやベーグルを選ぶ，うどん・そば・スパゲティ・ラーメンなどの麺類はゆでる時間を短くする，外食時には硬めにしてもらうなどの工夫をする．さらに食べる側の状態も問題になる．血糖コントロール不良の糖尿病患者さんでは歯周炎の合併が多いことが報告されており，さらに人口の高齢化に伴い歯が悪い高齢者の糖尿病患者さんも増加している．このような患者さんではいくら食物繊維の多い食事をよく噛むのが良いといっても無理な話である．その場合には，足の悪い人が杖を利用するように，炭水化物を摂取するときにα-グルコシダーゼ阻害薬を用いるのがよい．

〈成宮　学〉

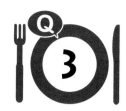

3 患者さんにとってのメリットは？

カーボカウントは普通の人と同じように食事を摂りながら血糖コントロールができる方法である．体重コントロールのためには食品交換表を用いた食事療法が有効である．

　三大栄養素の中で血糖に最も影響を及ぼすのは炭水化物である．カーボカウントは食事中の炭水化物が血糖にどんな影響を与えるかを知り，食事に合わせてインスリンを適切に打つことで血糖コントロールを行うという考え方で，カロリーの制限や炭水化物量の制限を勧める食事療法ではない．また，カーボカウントにはたんぱく質や脂質を規定する確立した方法はない．一方，食品交換表を用いた栄養指導は，五大栄養素と摂取エネルギーを理想的に摂るために考えられ，日本人の食習慣に根ざした食事療法であり，体調を整え，体重コントロールを行うという考え方である．健康的な食事管理という観点としてみれば，食品交換表を用いた方法が好ましいことは疑いようのない事実である．

　しかしながら，食事というものは単に健康を目的に摂取するだけのものではない．ストレスがたまったときにその発散のため，接待や飲み会など社会生活を円満に行う手段として，おいしいものをただ食べたいという楽しみのためなど，日常のさまざまな状況で食事はいろいろな役割をはたしている．そのような現実生活の中で，食品交換表に基づくバランスのとれた食事のみ摂っていくことは不可能に近い．

　超速効型インスリンや持効型インスリンが幅広く使用され，インスリンポンプも利用できる現在では，食事に合わせてインスリンを打つことが容易になっている．そのため，カーボカウントの必要性は日本において高くなっている．例えば，仕事で忙しいサラリーマンなら，昼食の時間もまちまちになり，食事の内容を考えて摂る余裕がないこともあるだろう．また，普段は食事を規則的に摂っている患者さんでも，ときには友達と一緒に食事をしたり，好きなものを食べたい気持ちになったりすることもあるだろう．そんなときにこそ，カーボカウントは威力を発揮する．普通の人と同じように食事を摂り，カーボカウントに従いインスリンを打つという血糖コントロール方法は，患者さんの生活の自由度を保つことが期待できる．これこそがカーボカウントの最大のメリットである．もともと，カーボカウントは欧米で普及している食事療法であるため，多様で複雑な日本食でこの方法を利用することは難しい面もある．しかし，日本人は欧米人に比較して炭水化物を多く摂る傾向があり，カーボカウントの重要性は高いともいえる．

　ただ，たんぱく質・脂質の血糖上昇作用は炭水化物と比較して弱いながらももっている．たんぱく質・脂質を多く含む食品を摂ると，約3時間後から血糖が上昇することが報告されている[6]．また，炭水化物の質によっても血糖上昇度は変化することが知られている．例えば，ショ糖を多く含む清涼飲料水で急激に血糖は上昇するが，食物繊維を含む玄米などでは

表2　それぞれの食事療法のメリットとデメリット

	メリット	デメリット
カーボカウント	食事の自由度が高い 摂った食事に見合ったインスリンを打つため，血糖コントロールに適す	日本食には向かない面がある たんぱく質，脂質の管理が不十分
食事交換表を用いた食事療法	日本食にあった指導法 食事のカロリーやバランスを規定し，体重のコントロールに適す	食事を規定する要素が強い 食べ過ぎたときの対応ができない
低炭水化物食	方法が簡単で，かつ体重減少の効果が期待できる 糖質以外の食事の自由度が高い	極端な糖質制限は勧められない 腎機能低下をきたす可能性 たんぱく質，脂質の管理が不十分

血糖の上昇は緩やかである．炭水化物の量だけでインスリン単位を決定しても，これらの影響により血糖コントロールはうまくいかないこともある．

　肥満のある2型糖尿病の場合，脂質異常，高血圧を伴うことが多く，食品交換表を用いた食事療法は，体重のコントロールを行うために重要な指導法となる．このような患者さんにカーボカウントを行い血糖コントロールが良好となっても，体重のコントロールができなければ動脈硬化の予防として不十分なものである．当然のことながら，1型糖尿病であっても体重のコントロール目的として食品交換表を用いた食事療法は有効である．なお，低炭水化物食については短期的な体重コントロールに対しては有効とされているが，長期的な食事療法としての遵守性や安全性など重要な点についてこれを担保するエビデンスが不足しており，炭水化物のみを極端に制限して減量を図ることは現時点では薦められないと日本糖尿病学会から提言されている．

　糖尿病における食事療法の方法として，体重コントロールと血糖コントロールは別々に考えるとわかりやすい．体重コントロールのためには食品交換表を用いた食事療法が好ましいが，血糖コントロールのためにはカーボカウントはそのメリットが生かされることになる．カーボカウントは今までの食事交換表を用いた食事療法に取って代わるものではなく，お互いの長所短所を埋めあうものであり，患者さんの状態，状況によって使い分けをしていくものと考えるべきである（表2）．

　最後に，寺田町こども診療所　青野繁雄先生より，カーボカウントの基本的な考え方について貴重なアイデアを頂きましたことを深く感謝いたします．

〈神内謙至〉

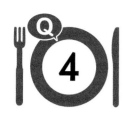

カーボカウントは難しいの？

私たちは，毎日の食事を通じてエネルギー源として「炭水化物（糖質と食物繊維で構成）」や「たんぱく質」，「脂質」を摂取している．カーボカウントは，その中で食後の血糖値に最も影響を与える糖質の量に着目したシンプルな食事療法で，血糖コントロールが必要なすべての患者さんに対応している．

　　カーボカウントには，基礎カーボカウントと応用カーボカウントがあるが，ここでは，前者の簡便な方法を学ぶ．炭水化物を構成する「糖質」は，同じエネルギー源である「たんぱく質」や「脂質」に比べて，食事全体に占める割合が高く，吸収が早いので，食後血糖に大きな影響を及ぼす[7]．そのため，カーボカウントによって毎食の食事に含まれる糖質の量を知り，高血糖や低血糖にならないように自分の適正量に調整することで食後の血糖管理が期待できる．食後の高血糖予防は，進行のリスクが高い血管障害に基づく合併症を抑制する可能性が報告されている．

基礎カーボカウントの進め方

1) 食事で摂る糖質を一定量にすると，血糖値が安定することを理解する（Q2, Q9 参照）

2) 糖質がどんな食品に含まれているかを確認する

　　炭水化物には糖質の他に食物繊維が含まれるので，炭水化物＝糖質ではないが，食物繊維は血糖値を上昇させない，全エネルギー量に占める割合が約5％であることから炭水化物量≒糖質量とみなして概算する．

　　〈糖質を含む食品の確認〉

　　基礎カーボカウントでの糖質は，①でんぷん由来のご飯・パン・芋・麺類・豆類，②乳糖由来の牛乳・ヨーグルト，③果糖由来の果物・フルーツジュース・野菜・野菜ジュース，④ショ糖由来のケーキ・アイスクリーム・和菓子などの4種に着目する（p.103 資料「炭水化物が含まれる食品」を参照）．糖質を多く含む野菜（かぼちゃ，とうもろこし，れんこんなど）については，多く食べるときにカウントする．

3) 指示エネルギー量から1日に必要な糖質量を把握する

　　1日の指示摂取エネルギーやエネルギーの摂取比率から1日に摂取する糖質量を求める．

●エネルギーの摂取比率

　　炭水化物：たんぱく質：脂質＝50〜60％：上限20％：（100−炭水化物, たんぱく質）

> 【算出例】指示エネルギー 1,600kcal　炭水化物エネルギー比 55％の場合，1日に摂取する糖質量（炭水化物量≒糖質量）は 1,600kcal × 55％ ÷ 4kcal/g* = 220 g

JCOPY 498-12365

・3食に分配すると1食あたり70〜75gがめやすとなる．

・間食で10g摂る場合はその分を差し引いた（220−10）gを3食で調整するので，1食
あたり70gがめやすとなる．

*炭水化物のエネルギー換算係数は1gあたり4kcal

4）食事で摂っている糖質量を確認する

自分がよく食べる食事パターンの食品とおおよその重量を書き出し，糖質を多く含む食品
やメニューを赤でマークし，毎日どれくらいの糖質を食べているのかを確認（カーボカウン
ト）する（図2）．カーボカウントは，栄養成分表示や市販されているガイドブック[9]を活
用すると便利である．また，日頃よく食べている「糖質を多く含む食品」を書き出し，糖質
量をリスト化しておくと，外食時の活用や食事評価の時間節約が期待できる．

5）適正な糖質量と食事で摂っている糖質量を比較し，調整する

食事で摂っている糖質量（図2-A部分）と指示エネルギーから算出した1日の糖質量（図
2-B部分）を比較し，評価する．その上で，メニューや摂取量の調整をする．カーボカウン
トの評価や調整が難しい場合は，管理栄養士に相談する．

図2の食事例では，主食に加え副食で摂取している糖質量も多い．主食は糖質を多く含
むため，1食あたりの「ご飯，パン，麺」のめやす量（p.113 資料「主食に含まれる糖質早
見表」）を基本に調整すると，基礎カーボカウントをうまく進めることができる．

〈佐野喜子〉

【よく食べる食事の例】

	メニュー
朝	おにぎり　　　　1個 バナナ　　　　　1本 野菜ジュース　1パック
昼	ラーメン　　　　1人前 餃子　　　　　　〃 ご飯小（150g）100g
間食	菓子パン　　　　1個 オレンジジュース
夕	［和風セット］ ちらし寿司　　1人前 ミニうどん　　小椀 卵豆腐　　　　小鉢 サラダ　　　　少々

A 【1食あたりの糖質量の評価】1,600kcal 55%の場合

	メニュー		炭水化物量(g)	
朝	おにぎり　　　1個 バナナ　　　　1本 野菜ジュース 1パック	● ● ●	40g 27g 16g	83g
昼	ラーメン　　　1人前 餃子　　　　　〃 ご飯小　　　　100g	● ● ●	68g 21g 37g	126g
間食	菓子パン　　　1個 オレンジジュース	● ●	60g 20g	80g
夕	［和風セット］ ちらし寿司　　1人前 ミニうどん　　小椀 卵豆腐　　　　小鉢 サラダ　　　　少々	● ●	120g 30g	150g

B

1食あたりの 糖質目安量(g)
70g
70g
10g
70g

●：1食あたり糖質量の多い食品やメニュー

□A: 普段の食事摂取している糖質量　□B: 目安にする1食あたりの糖質量

図2　食事で摂っている糖質量と適正な糖質量の比較

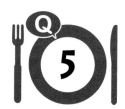

簡単に炭水化物の量を計算するには？

カーボカウントで最も大事なことは炭水化物の量を正確に，かつ簡単に計算することである．なおかつ Q1 でも述べられているように，炭水化物の中でも血糖値を上昇させるのは糖質であるため，糖質含有量を計算できればよい．日本人の家庭での食事は一般的に主食と副食に大別される．それぞれを計算して足し算すればよい．

　主食とは米飯，パン類，麺類などである．米飯はおおむね重量の 40％程度が糖質である．パンは重量の 50％程度が糖質である．麺類は乾麺の場合はスパゲティでもそうめんでもどんな麺類でもゆでる前の重量の 70％程度である．一方でゆで麺では重量の 20％程度が糖質と計算すればよい．実際のゆで麺には重量の 20 〜 30％程度が真の糖質量であるが，ゆでた後に水気を完全に切ってから重量を測るのは現実的ではない．このため湯切りをしないゆでた直後の重量の 20％程度で計算するように勧めている．

　副食とは，いわゆるおかずである．この「おかず」とは糖尿病食でのおかずの場合には1,200 〜 1,760kcal/ 日の食事の場合には 1 食に含まれる糖質量は約 20g となる[10]．徳島大学病院で提供している糖尿病食の一例（1,600kcal/ 日），米飯 150g を図 3 に示す．

　この食事一食のおかずに含まれる糖質量はおおむね 20g である．このため 1 食に含まれる炭水化物の量を計算すると主食の糖質量は 150 × 0.4 ＝ 60g，おかずに含まれる糖質量は20g であるから合計で 80g と算出できる．実際に成分表から算出された糖質含有量は 74.3gであり，食品交換表に基づく糖尿病食では，この算出法と成分表から算出された糖質含有量との誤差は 90％以上の糖尿病食において 10g 以内であった．同じ量の追加インスリンを

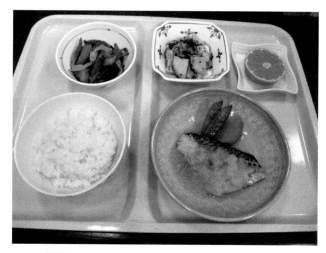

図 3　糖尿病食（1,600kcal/ 日），米飯 150g

JCOPY 498-12365

打ったときに10g以内の誤差では食後の血糖値に大差ないことが知られているため[11]，この計算方法は有用であるといえる．

　おかずの量を糖尿病食の2倍くらい食べる場合には，副食に含まれる糖質量を 20 × 2 ＝ 40g として考えればよい．逆におかずの量を糖尿病食の半分くらい食べる場合には，副食に含まれる糖質量を 20 ÷ 2 ＝ 10g として考えればよい．

〈黒田暁生　松久宗英〉

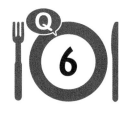

ご飯とステーキ、どちらの方が血糖が上がる？

食後に血糖が上がるのはご飯である。ご飯には炭水化物が多く含まれており、ステーキにはほとんど含まれていない。血糖値を直接上げるのは、でんぷんが分解されたときにできるブドウ糖だ。ただしステーキであっても血糖値が上がる場合もある。そのポイントをいくつか示す。また、腎機能や動脈硬化への影響も考えて食したい。

　ご飯とステーキではエネルギー源になる栄養素の割合および量が大きく異なる。まず、三大栄養素（たんぱく質、脂質、炭水化物）がエネルギーに占める割合（エネルギー比率）では、ご飯は炭水化物の割合が95.1％と多く、ステーキでは0.1％である。炭水化物の割合が多い食べものは血糖が上がりやすいという特徴がある。脂質の割合はご飯が1.7％、ステーキは94.5％でありステーキの方が圧倒的に多く含まれる。血糖の上がり方を考える場合、どの栄養素が多いかを考えるとよい。ちなみにエネルギー源になる栄養素はP（たんぱく質）、F（脂質）、C（炭水化物）と表示されることも多く、そのエネルギー比率をPFC比（PFCバランス）などともいう。

　表3に実際に食べる場合の一般的な量としてお茶碗1杯のご飯（150g）と1枚のステーキ（150g）のエネルギーと三大栄養素の量を示す。実際の量で比較すると随分と差があることがわかる。また、血糖の上がり方について以下に4つのポイントを示す。

 量

　食べる量によって血糖の上昇は異なる。ご飯はお茶碗に軽く1杯ならば150gだが、丼・幕の内弁当・カレーライスのご飯となると軽く250〜300gはある。ちなみにご飯300gの炭水化物は111.3gである。また、ステーキなどは厚切り1枚などを注文すると300g以上になることもあるが、ステーキ300gの炭水化物はわずか0.6gであり多量に食べたからといって血糖が急上昇することはない。

種類

　ご飯でも白米、玄米（雑穀米）、チャーハンなど、どんなご飯を食べるかによって血糖の上がり方は異なる。食物繊維がたくさん含まれるような玄米（雑穀米）の場合は血糖の上昇が緩やかになる。また、チャーハンは油で炒めるため脂質が多くなり血糖上昇のピークがやや緩やかになることが多い。ただし、いわゆる味つきご飯（寿司、カレーライス、丼ものなど）であるため一食の量がついつい多くなる傾向もあり、血糖の上昇に注意が必要である。

　一方、ステーキなどの肉類は部位によって栄養成分が異なる。しかし、炭水化物の量はほとんど変わらず、どの部位でも150g食べて1g未満である。大きく変化するのはたんぱく

JCOPY 498-12365

表3 ご飯とステーキ　エネルギーおよび三大栄養素の量

		E（エネルギー）	P（たんぱく質）	F（脂質）	C（炭水化物）
	ご飯 （150g）	234Kcal	3.8g	0.5g	55.7g
	ステーキ （150g）	812Kcal	21.9g	85.2g	0.3g
備考		同じ量を食べるとステーキはご飯に比べて約3.5倍と高カロリーになる．	腎機能が低下している場合はたんぱく質を摂り過ぎないように注意を要する．	ステーキは脂質が多く，動脈硬化に関連が強い飽和脂肪酸が30g以上も含まれる．	日本人の炭水化物摂取量[12]の1食平均は約75g．ご飯お茶碗1杯はその3/4程度．

日本食品標準成分表2020年版（八訂）食品成分データより算出
（ステーキ：和牛肉/リブロース/脂身つき/焼き）

質（約18〜40g）と脂質の量（約7〜90g）である．

組み合わせ，食べる順番

　ご飯，ステーキといっても実際には料理の一つとして食する場合が多い．料理の組み合わせ，付け合わせは血糖の上がり方に影響が大きい．ステーキはご飯に比べると食後の血糖が断然上がりにくいのだが，一緒に添えてあるジャガイモや人参，コーンなども炭水化物の多い食材だ．またステーキにかかっているソースは砂糖などの甘味料が多く含まれているので肉を食べても血糖が上がる場合がある．

　また，何から食べるかという順番は食後の血糖上昇に大きく影響する．ご飯を食べる前にサラダを食べると食後の血糖上昇が抑えられることが報告されている[13]．野菜だけでなく肉や魚などのおかずを先に食べてからご飯をいただくことでも食後の血糖上昇は抑制されることも報告されている[14]．逆にステーキの付け合わせのポテトやパンなどを先に食べたりすれば血糖は上がりやすくなる．

血糖値以外への影響

　血糖値以外への影響を考えることも大切である．表3に示したようにステーキは脂質が多く，動脈硬化に関連が強い飽和脂肪酸が30g以上も含まれる．コレステロールが高い方は注意が必要だ．またステーキはたんぱく質がご飯に比べると5倍以上と多いため，腎機能が低下している方は食べ過ぎないようにしたい．

　ご飯は血糖が上がるから悪者と考えてしまいがちだが，食事全体として血糖がどう推移するか，それ以外の影響はどうかを考えて食べることが大切である．

〈河口八重子〉

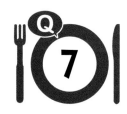

Q7 昼はあっさりとした麺類にしているのに意外と血糖が上がる理由は？

うどん，そば，ラーメンなど麺類の原材料は主に炭水化物である．三大栄養素（たんぱく質，脂質，炭水化物）の中で，炭水化物が最も血糖を上昇させる．口触りがあっさりしているからといって，そうめんなどあっさりとした麺類が血糖を上げないわけではない．

　「そうめんはあっさりしているから血糖が上がらないのでは……」と勘違いしている患者さんがいる．三大栄養素（たんぱく質，脂質，炭水化物）の中で，炭水化物が最も血糖を上昇させる．うどん，そば，ラーメンなど麺類の原材料は主に炭水化物である．あっさりしているからといって，そうめんの炭水化物の量が少ないわけではない．そうめんの乾麺2束（100g）の炭水化物の量をみてみると，約73gである．つまり，そうめんの炭水化物量は，ご飯（男茶碗1杯，200g）の炭水化物の量とほぼ同じになる（表4）．夏になると食欲が低下し，そうめんなどあっさりとした麺類の摂取が相対的に多くなる．しかし，昼にそうめんなどを食べるときは野菜量やおかずが少なくなりがちである．そのため，そうめんの量が多くなり，さらに血糖が上昇しがちとなる．そうめんを食べる際には，炭水化物量を確認して，野菜やおかずをしっかり摂っておくことで，食後の血糖上昇を抑えることができる．

　なかには「うどんより，そばの方が健康にいい」と勘違いして食べ過ぎている人もいる．ところが，そばの炭水化物量はうどんとほぼ同じである．そばも普通盛りではなく大盛りにすると，炭水化物量は1.5倍近くになる．「そばは健康によい」と勘違いして，大盛りのそばを食べてしまうと食後血糖は急上昇する．むしろ，そばやうどんなど麺類を食べるときには付け合わせなどに工夫ができる．多めの野菜をトッピングに頼んだり，別にサラダを注文して麺類よりも先に食べることで血糖の上昇を遅らせることが期待される．もし，行きつけの店があれば，メニューやホームページから一度，炭水化物の量を確認しておくとよい．

表4　麺類に含まれる炭水化物量の比較

炭水化物の目安	食　品
115g	焼きそばカップ麺大盛
90g	ご飯（丼一杯，250g），焼きそばカップ麺，ざるそば大盛
75g	ご飯（男茶碗1杯，200g），そうめん（乾麺2束，100g），パスタ（乾麺1束，100g）
60g	ラーメン（生1玉，120g），そば（乾麺1束，100g），カップ麺ビッグ，うどん（生1玉，100g）
45g	ご飯（女茶碗1杯，130g），カップ麺，焼きそばカップ麺プチ
30g	食パン6枚切り1枚，カップ麺あっさり
15g	カップ麺ミニ，スープ春雨

JCOPY 498-12365

　最近, あっさりした味のカップ麺が増えてきている. しかしながら, このあっさり味の
カップ麺の炭水化物量は 34g で, こってり味のカップ麺の炭水化物の量とほぼ同じである.
どうも, のどごしがよくて, あっさりしているからといって血糖が上がりにくいわけではな
さそうである. このように, 自分がよく食べる麺類の炭水化物量について今一度, 確認して
おくことで血糖をコントロールすることができる.

　さらに, 朝食を欠食している人は昼食後に血糖が上昇しやすいことがわかっている. その
理由としては空腹時間が長くなると, エネルギー源として糖の代わりに脂肪を使って, 血中
に遊離脂肪酸が増える. その結果, インスリンの効きが悪くなり, 昼食を食べると血糖が上
昇しやすくなる. もちろん, 朝を抜くと昼をドカ食いしやすいこともわかっている. そのた
め, 昼はあっさりとした麺類にしているのに意外と血糖が上がってしまうわけである. 朝食
を食べているかどうか, 麺類の量, 野菜を先に食べているかなどを一度, 確認してみるとよ
い.

〈坂根直樹〉

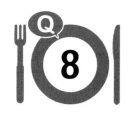

Q8 腎臓が悪い人でも カーボカウントは使えるの？

糖尿病に伴う腎機能障害では，たんぱく質の制限が必要になり，むしろカーボカウントを
使うことでメリットが期待できる．

　糖尿病腎症(以下，腎症)は糖尿病発症後おおよそ20年程度で顕性化してくることが知ら
れている．腎症はいわゆる慢性腎臓病(CKD)あるいは糖尿病性腎臓病 (DKD) の一つであり，
動脈硬化進展の有力な危険因子である．これらの観点から腎症の患者さんでは食後血糖値を
厳格に管理することが動脈硬化の予防に重要である．しかし一方で，低血糖は重症化すると，
突然死や認知症の原因となりうるだけでなく，救急搬送など社会的な悪影響も大きい．

　食物が消化吸収されて血糖値に反映されるまでの時間は栄養素によって異なり，炭水化物
は2時間以内，たんぱく質は2.5～5時間[15]，脂質は約7時間以上であると考えられてい
る[16]．このため主として食後2時間の血糖値は食品中の炭水化物の摂取量により規定される．
インスリンの絶対的適応である1型糖尿病のみならず，2型糖尿病であっても腎症の進展し
た腎不全期になると，特に腎排泄の薬剤ではクリアランスの問題からほとんどの経口血糖降
下薬は慎重投与や禁忌となるため，インスリン療法へ移行する場合が多い．従来の中間型イ
ンスリン製剤中心の時代から，持効型溶解インスリン製剤や超速効型インスリン製剤の登場，
さらにはインスリンポンプやリアルタイムCGM（持続グルコース測定）の登場により，低
血糖回避や食後血糖値の管理は格段に容易になった．そのため，超速効型インスリンの効果
時間が，炭水化物が吸収されてから血糖値に反映される時間とほぼ同等であることを利用し
た積極的治療が広がっている．すなわち，患者さん自身が摂取する炭水化物量に対する十分
な知識をもち，血糖コントロールに役立てるカーボカウントは，血糖自己管理の一環として
ますます活用が重要視されてきているといえよう．

　腎症の病期が3期よりも進行した段階では，腎症の進展防止のためにたんぱく質の制限
（0.8～1.0g/kg 標準体重以下）が勧められる[17]．一方でサルコペニア予防の観点からも，体
のたんぱく質の分解を防ぐため，制限した分のエネルギーは炭水化物および脂質のエネル
ギーに置換される[18]．その結果，十分な栄養学的知識を身につけていないと，炭水化物量
の過剰あるいは不足に陥ることがある．実際には炭水化物摂取量が多いと食後高血糖をきた
し，炭水化物摂取量が少ないと低血糖をきたしやすくなる．このため食後2時間の血糖コン
トロールを厳格に行うためには炭水化物摂取量を一定にする（基礎カーボカウント）か，投
与インスリン量を炭水化物摂取量に合わせて調節する必要がある（応用カーボカウント）．

　リアルタイムCGMを使ったインスリンポンプ（SAP）治療中の透析療法中の腎症による
透析症例を提示する．応用カーボカウントの習得が不十分な時期（図4上段）と比較して，
入院して管理栄養士が作成したメニューと応用カーボカウントによるインスリン必要量の調

JCOPY 498-12365

カーボカウント未使用（自宅生活中）

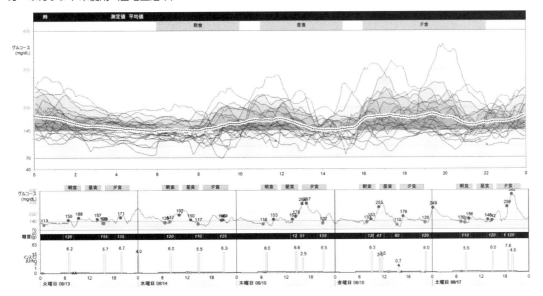

応用カーボカウント使用（入院中）

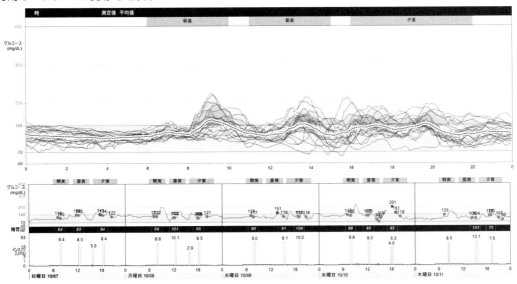

図4 カーボカウント活用による血糖値の安定化例

　節（図4下段）で，明らかに血糖変動が一定化していることがわかる．このように腎不全患者さんにおいても基礎カーボカウントや応用カーボカウントを利用することで血糖値の安定化が期待できる．特に，腎症と糖尿病胃腸運動障害は合併頻度も高く，血糖値の不安定性の原因となることからも，カーボカウントは利用価値があると考えられる．

　つまり「腎臓が悪い人ほどカーボカウントを使わなければならない」といえよう．

〈豊田雅夫〉

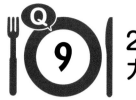

2型糖尿病でも
カーボカウントを使えるの？

2型糖尿病のカーボカウントでは食事ごとの炭水化物量の一定化を図る．そのためにも，よく食べる物の炭水化物量を知ること，栄養素別血糖上昇曲線のイメージができることが必要である．

　カーボカウントには，血糖値を上昇させる炭水化物の全体量をカウントする基礎カーボカウント，および，その全体量に合わせてインスリン量を調節する応用カーボカウントがある．基礎カーボカウントは1型・2型糖尿病ともにその方法を知ることは基本であり，また食後血糖値の予測に役立つ．応用カーボカウントは，強化インスリン療法を行っている糖尿病の患者さんに有効である．

　本項目の2型糖尿病に対するカーボカウントでは，基礎カーボカウント（以下，カーボカウント）について述べる．

　カーボカウントでは，食事中の炭水化物をなるべく一定に設定することが食後血糖値管理につながる．それは，定量のインスリン・服薬では薬の効き目は一定であるが，それに対して食事の炭水化物量がばらばらでは食後血糖値は安定しづらいためである．ここでは，カーボカウントを用いて食事中の炭水化物量の一定化を図るが，ポイントは朝なら朝，昼なら昼と食事時間ごとの炭水化物量を一定化していくことである．食事中の炭水化物を計算するだけのカーボカウントになってしまうと，食事の組み合わせがちぐはぐな内容になり摂取エネルギーも多くなりやすい．このことから，炭水化物量だけではなく食事内容にも気を配る必要がある．

　食品交換表とカーボカウントの考えでは多少違うところがある．食品交換表は，エネルギーを主体とし，食事のバランスがとりやすく，同じ表の中での交換ではエネルギーの調整も行いやすい．新しい食品交換表（第7版）では炭水化物エネルギー比が50％・55％・60％と3段階になった．以前の炭水化物エネルギー比が60％のみだった頃より炭水化物の量の自由度は上がっている．カーボカウントを行う場合も，表1・表2・表4の食品を知り，量を把握すること，調味料の使用量を考えること，炭水化物は少ないがカロリーの多い表3・表5の食品の特性を知ることは，カーボカウントを行う際に役に立つ．だた，エネルギー主体と炭水化物量主体とでは重視するところが違ってくる．

　食品交換表とカーボカウントは対するものではなく，両方の知識があると体重管理・食後血糖管理はしやすくなる．ただ，カーボカウントも行いカロリー計算も同時に行うのはとても難しいことなので，日々の体重変化や血糖自己測定（SMBG）値をみながらカーボカウントを進めていくとよい．

　筆者のクリニックでの2型糖尿病患者に対するカーボカウント指導では，まず栄養素別

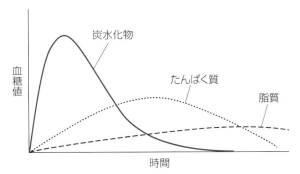

図5 栄養素別の血糖上昇イメージ

（炭水化物，たんぱく質，脂質）の血糖上昇曲線をイメージできるようにする（図5）．これを確認してから，炭水化物の多い食品を知る．炭水化物の多い食品は，①でんぷん由来のご飯，パン，芋類，豆類など，②果糖由来の果物・野菜ジュースなど，③乳糖由来の牛乳，ヨーグルトなど，④ショ糖由来の砂糖，炭酸飲料，菓子類などがある．次に，炭水化物量が少ない食品（肉，魚，卵など）を説明する．このときにこれらの食品は，炭水化物は多くないが最初の栄養素別の血糖上昇曲線の図より摂取し過ぎると次の食前血糖を下げにくくしてしまうことにつながることを理解してもらう．

　次の段階では，自分の食事にどのくらいの炭水化物が含まれているかを知るために食事記録をしてもらう．主食で摂取する炭水化物量を知り，おかずの組み合わせによる炭水化物量の増減を知る．そして，食事時間ごとの炭水化物量の一定化をめざす．また，指導の中でおおまかな炭水化物量を把握できるようにしていく．

　このときに重要なのは，食事による食後血糖の変化なのでSMBGで食後血糖値を確認しておくこと，患者さん自身が炭水化物量による食後血糖値の変化を考えていくことである．

　実際に，2型糖尿病の患者さんにカーボカウントの指導を行ってみると，1型糖尿病の患者さんに比べて炭水化物の多い食品を知らない方が多いようであった．また，摂取エネルギーはよいが炭水化物の量が多い食事をしてしまっていた方もいた．このことから，まず自分の食事で炭水化物量の多いものを知り，主食がご飯食のとき，パン食のとき，麺のときの基本的なパターンを決めておく．また，現存のおおよその炭水化物量の把握ができるようになってきてから，指示エネルギーに占める炭水化物エネルギー比を算出し，適量を知っていくことが，2型糖尿病のカーボカウントに適したやり方ではないかと考えられる．

カーボカウントの注意点
①脂質，たんぱく質の摂り過ぎに注意する（次の食前血糖値が上昇する，肥満につながる）
②同じ炭水化物量でもグライセミックインデックス（GI）が異なれば食後血糖上昇は異なる　（例：スパゲティはGIが低く，うどんはGIが高い）

　※GIについてはp.76「Q36 グライセミックインデックスとは？」参照

〈佐久間未季　小野百合〉

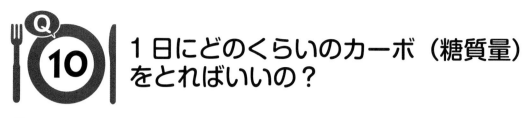

Q10 1日にどのくらいのカーボ（糖質量）をとればいいの？

1日に摂取する糖質量は，基本的には1日の指示摂取エネルギーとエネルギーの摂取比率から求められる．

　糖尿病食事療法のための食品交換表第7版では，炭水化物エネルギー比を指示エネルギー量の50〜60％と提示している．しかし，この数値は糖質と食物繊維を含めた重量に対する割合のため，1日の指示エネルギーに占める糖質エネルギー比は，食物繊維相当量5％を差し引いた量（60％→55％，55％→50％，50％→45％）となる[19]．

　毎食の配分例は資料「指示エネルギー別の1日および毎食の糖質摂取量のめやす」（p.98）を参照．

1日および1食に摂取する糖質量のめやす

【算出例】指示エネルギー 1,600kcal　炭水化物エネルギー比55％*の場合，
　　　　　糖質エネルギー比は（55 − 5）％のため50％となる．
1日に摂取する糖質量は 1,600kcal × 50％ ÷ 4kcal/g* = 200g
・3食に分配すると1食あたり 65〜70g がめやすとなる．
・間食で10g摂る場合は，それを差し引いた（200 − 10）gを3食で調整するため，1食分は 60〜65g となる．
*炭水化物のエネルギー比は患者さんの嗜好に合わせると自由度が高まる．

自分の炭水化物摂取量とめやす量の比較

　よく食べる食事の糖質量（p.9 図2）が指示エネルギーに応じた配分になっているかを確認する（図6）．和風料理は脂質が抑えられるので，指示エネルギー内に調整しやすいが，食材の選択により糖質量が多くなったり，重ね食べの機会が多い．丼や寿司，麺類＋ご飯などの糖質が多い食事を食べたときに「食前と食後1〜2時間の血糖測定」を行うと，血糖変動が確認できるので理解が深まる．

何を調整するかを考える

　食事構成を一から組み立てるのではなく，いつもの食事の1品を好みや食環境を考慮して他のものに組み替えることで調整する（図6）．朝食のおにぎり（40g）をサンドイッチ（20g）に替えると，摂取エネルギー量が上がり糖質は半分に抑えられる．昼食では重ね食べとなる小ライス（37g）を豆腐サラダ（8g）に，夕食では糖質の多いかぼちゃ（14g）をほうれん

JCOPY 498-12365

よくある食事パターン			調整前			1品の調整	調整後		
			エネルギー	糖質(g)			エネルギー	糖質(g)	
朝		昆布おにぎり	180	40		卵&ツナサンド	**312**	**20**	
		バナナ	100	350 kcal	27	83g		100	482 kcal	27	63g
		果汁入野菜ジュース	70	16			70	16	
昼		醤油ラーメン	400	68			400	68	
		餃子	215	783 kcal	21	126g		215	703 kcal	21	97g
		小ライス	168	37		豆腐サラダ	**88**	**8**	
夕		ご飯	300	67			300	67	
		味噌汁	36	—			36	—	
		肉豆腐	280	725 kcal	10	101g		280	679 kcal	10	87g
		かぼちゃ煮つけ	70	14		ほうれん草お浸し	**24**	**0**	
		ノンアルコールビール	39	10			39	10	
間食		せんべい	75	142 kcal	17	34g		75	75 kcal	17	17g
		スポーツ飲料	67	17		緑茶	**0**	**0**	
合計			2000kcal	344g		→	1939kcal	**264g**	
			糖質エネルギー比 69%				糖質エネルギー比 **54%**		

図6 毎食1品の調整による効果

草（0g）に換えることで1日総糖質量が−80g，糖質エネルギー比も69%→54%に調整される．主食の摂取エネルギーや糖質量は食事全体に占める割合が高いので，主食量を食事管理の指標にするとブレは小さくなる．そのため主食は，糖質を減らすターゲットになりがちだが，主要なエネルギー源ゆえに減量時以外は，必要量を確保する．

＊資料「主食に含まれる糖質量の早見表」（p.113）を参考に飯以外にもパン，麺類での摂取めやす量を確認しておくと外食や弁当にも応用が可能となる．

また，糖質は「量」のみならず，「質」の確認も重要なため甘味飲料の多量飲用[20]，精製度の高い食品の摂取[21]などにも注意を払いたい．

交換表を活用したカーボカウント[22]

既に食品交換表で食事療法を進めてきた場合には，「表1～調味料」の各表の1単位あたりの炭水化物の平均含有量（表1では18gとなる）を用いて，表ごとの炭水化物量を算出し，合算することでおおよその糖質量が求められる．ただし，表ごとの平均含有量を用いるので，実際の糖質量との誤差は免れられないが，エネルギー摂取量も同時に計算できるので便利である．

〈佐野喜子〉

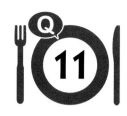

炭水化物が好きな人にも使えるの？

はい．炭水化物が好きな人ほど，カーボカウントが重要で有効である．1型糖尿病では，好きなものを好きなように食べることを目指してカーボカウントを学び，肥満2型糖尿病ではカロリーカウントも必要で，食品交換表の利用が簡便である．

　　1型糖尿病の強化インスリン療法における応用カーボカウントには，好きなものを好きなように食べようをモットーとしたDAFNE（Dose Adjustment for Normal Eating）という糖尿病教育プログラムがある．カーボカウント法の学習により自己管理能力を上達させることで，何よりも生活の質の改善がみられることがDAFNE研究で示され，長期的にも血糖の変動幅が小さくなることが示されている[23]．新規発症の青年期から成人期1型糖尿病の患者さんに対しては，最初からこのようなカーボカウント法を指導すると，血糖コントロールの良好な状態に加え食生活の自由度が得られているように感じられる．多くの2型糖尿病の患者さんに比べて，インスリン注射や血糖測定など大変なことが多い中で，一つだけ良いことは自由に食事ができることだと伝えている．患者さんは体重が増え気味になると，炭水化物と追加インスリンを減らしたり，1日に使用する追加インスリンのトータル量を意識するなどそれぞれ工夫している．このように体重や栄養バランスに目を向けることは，糖尿病食に限らず健康的な食事として重要であり，カーボカウントの知識や技術に含まれることである．

　　これに対して，強化インスリン療法を行っている2型糖尿病，特に肥満傾向のある患者さんの場合には，好きなものを好きなように食べていたのでは，体重コントロールや血糖コントロールがしばしばうまくいかなくなる．好きなように食べるとなると，血糖補正を含めたインスリン増量により，体重がさらに増えるまたは減らすことができないという状況に陥ってしまう．体重や栄養バランスにも目を向けるようにと指導しても，炭水化物が好きといういわゆる別腹など食欲への対応が必要となり，行動変容への動機づけが課題となる．このような場合に，カーボカウントからの視点としては，基礎カーボカウント学習の工夫が必要と思われ，私たちは糖尿病食事療法のための食品交換表を利用した簡便なカーボカウントを実践している[24]．

　　2型糖尿病の患者さんを対象とした簡便なカーボカウントについては，薬物治療の種類，特に低血糖になりうる治療を受けているかどうかによって指導は大きく異なってくる．また，同じ炭水化物量でも食後血糖の反応に差があり（グライセミックインデックス），その差にも個人差が加わるため，残存インスリン分泌能が小さいほど血糖変動が大きくなるように思われる[25]．そのため，多くの2型糖尿病の導入時や高齢者の場合，または肥満傾向の2型糖尿病の患者さんに対しては，食品交換表を利用して大まかに炭水化物量を数える方が，簡便で実践的と思われる．具体的には，でんぷん質の多い表1の食品グループのみについて，

野菜 ＋ 砂糖 ≒ 果物

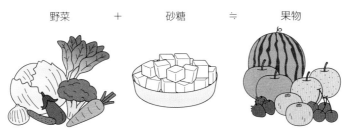

図7 野菜と果物の違い

野菜に砂糖を加えると，栄養的にはほぼ果物となる．もし果物で糖質以外の栄養素を期待しているなら野菜で十分であり，甘い果物が欲しいのであれば他の食品の炭水化物（糖質）を減らす．

でんぷんや砂糖（精製品）を減らす

‖

ナトリウム・グルコース共役輸送体2阻害薬
（最新の経口糖尿病薬）の効果

図8 単純糖質の制限
（Aoki Y. Acta Sci Nutr Health. 2019; 3: 149-51[26]）

でんぷん質の多い食品や砂糖など単純糖質を制限することにより，ナトリウム・グルコース共役輸送体2阻害薬の臨床試験で示された臨床効果と同様の効果が期待できる．

ご飯（米飯）量の1単位分50g（炭水化物18g相当）を基準として学習する．果物をよく食べている場合には，交換表の2（果物，1単位で炭水化物19g）を含めて交換することを試みている．

　ここで，甘い果物を食べたいという場合には，表6の野菜に砂糖を加えると表2の果物になる（図7）というように話す．ビタミン・ミネラル・食物繊維が欲しいのであれば野菜で十分であり，甘い果物が欲しいのであれば，炭水化物（糖質）は表1と交換するように伝える．菓子に含まれる単純糖質はできるだけ控えるようにするが，食べるなら糖質量を数えて表1と2の食品を交換してもらうが，栄養素は異なってしまうことを確認してもらっている．低血糖にならない薬のみで治療中の場合には，1日または2～3日のトータル量が制限内に入るように，食べる量やタイミングを自分の好みや生活に合わせる工夫をする．ナトリウム・グルコース共役輸送体2（SGLT2）阻害薬が，臨床試験で腎臓病や死亡率に対して有効性を示したように，でんぷん質の多い食品や砂糖などの単純糖質を制限すること（図8）はSGLT2阻害薬類似の効果が期待できること[26]を，肥満2型糖尿病の患者さんの減量に対する動機づけの一つとする．食品交換表を利用したカロリーカウントを含めたカーボカウントは，栄養素を考えながら炭水化物，特に単純糖質を賢く制限できるであろう．

〈青木雄次〉

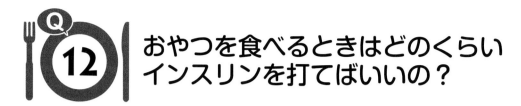

 おやつを食べるときはどのくらい
インスリンを打てばいいの？

自分のカーボ / インスリン比（炭水化物何 g にインスリン 1 単位を打つか）もしくはインスリン / カーボ比（炭水化物 10g をとるときに必要なインスリン単位数）を把握し，おやつの炭水化物量から必要なインスリンを計算して打つ．

　おやつを食べると，膵臓から本来分泌されるインスリンが低下もしくは出ていない 1 型糖尿病の患者さんでは，血糖値が上がってしまうことが多い．そこで，おやつを食べるときにはインスリンを追加で打つことが必要となる．インスリンの量を決めるときには自分のカーボ / インスリン比もしくはインスリン / カーボ比をあらかじめ知っておく必要がある．

〈カーボ / インスリン比を使用した計算方法〉

　①超速効型インスリン（インスリンアスパルト，インスリンリスプロ，インスリングルリジン）を使用している場合

　　→ 500 ルール　　500 ÷ 1 日に打っている総インスリン量※

　②速効型インスリン（生合成ヒト中性インスリン，ヒトインスリン）を使用している場合

　　→ 450 ルール　　450 ÷ 1 日に打っている総インスリン量※

※超速効型，速効型だけではなく持効型溶解も含め 1 日のインスリン使用量を出す．

　自分のカーボ / インスリン比がわかったら，炭水化物量÷カーボ / インスリン比で必要なインスリン量を求める．朝は 300 ルール，昼夕は 400 ルールを使用して計算する場合もある．

〈インスリン / カーボ比を使用した計算方法〉

　50 ルール　　1 日に打っている総インスリン量※÷ 50

※超速効型，速効型だけではなく持効型溶解も含め 1 日インスリン使用量を出す．

　自分のインスリン / カーボ比がわかったら，おやつのカーボ数×インスリン / カーボ比で必要なインスリン量を求める．おやつの炭水化物量は市販のものであれば栄養表示ラベルの記載を参照する．もし記載がなければ栄養成分表を用いて調べる．

例：超速効型インスリン毎食前 8 単位，眠前に持効型インスリンを 7 単位打っている患者
　　　さんがケーキ（炭水化物量 47g）を食べるときは何単位のインスリンを打てばよいか？
　〈カーボ / インスリン比を用いた場合〉
　　　500 ÷（8 ＋ 8 ＋ 8 ＋ 7）≒ 16.1　　47 ÷ 16.1 ≒ 2.9 単位
　〈インスリン / カーボ比を用いた場合〉
　　　（8 ＋ 8 ＋ 8 ＋ 7）÷ 50 ＝ 0.62　　4.7 カーボ× 0.62 ≒ 2.9 単位
　　　以上から 47g の炭水化物量のケーキを食べるときには 2.9 単位≒ 3 単位のインスリン
　　を打てばちょうどいいと考えられるが，あくまでも概算値であるため調整は必要である．

JCOPY 498-12365

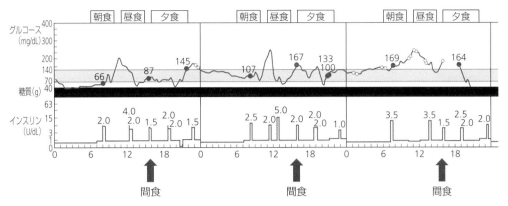

図9 間食の際にボーラスインスリンを注入し血糖変動を保てている1型糖尿病の小学生

　近年，簡便に計算する方法として開始時はカーボ／インスリン比10g，インスリン／カーボ比1.0として計算する方法もある[27]．計算が面倒であれば上記を目安に始めてみてもよい．一般的におやつの成分は炭水化物だけではなく，脂質なども含まれていることを忘れてはならない．例えばチョコレート，ケーキやクッキーなど脂質が多く含まれているものを食べる際は，インスリン／カーボ比，カーボ／インスリン比を使用しても後々血糖が上がってきてしまうことがある．これは脂質から変化した糖質により後から血糖値が上昇するためである．このようなおやつを食べるときは，インスリンポンプを使用している患者さんではスクエアウェーブボーラス，デュアルウェーブボーラスなど注入パターンを変えて調整してもよい．

　計算方法はあくまで目安であるため，振り返ることが必要である．食べる前後で血糖測定を行い，おやつの炭水化物量に対してインスリン量が合っていたか振り返ることが重要である．時々，外来通院中の患者さんでおやつは血糖を上げるので全く食べてはいけないと思っている方がいるが，決してそうではなく，見合った量のインスリンを打てば，おやつも楽しむことができる．インスリンポンプ療法をしている小学生で間食のときにボーラスインスリンを注入している患者さんの例を図9に示す．食べた後の高血糖を防ぐのに役立っている．

　おやつの種類による血糖値の上がりやすさも少し意識してみる．最も上がりやすいのが，単糖類〔ブドウ糖（ラムネ），果糖（はちみつなど），ガラクトース（母乳や牛乳）など〕で，次いで二糖類〔ショ糖（グラニュー糖主成分），乳糖（牛乳やスキムミルク）など〕，そして最後に多糖類（ジャガイモ，米，とうもろこし，サツマイモなどに多く含まれるでんぷん）となる．糖質量の計算は同じでも，消化管からの吸収時間が異なるので上がりやすさが異なる．本来，食べたいものを食べるのがおやつだが，血糖値やその後の行動に応じておやつの種類を確認するのも一案である．

〈滝田美夏子　三浦順之助〉

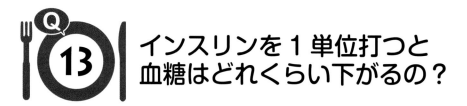

ボーラスインスリンでは，頻回の血糖測定から推定する場合と１日総インスリン量から推定する場合（主に 1800 ルール）がある．朝はインスリンの効きが悪く，昼から夕方は良い傾向があり，運動時やシックディなどでも増減する．個人差があり，適宜見直しが必要となる．

インスリンは，その作用動態から，ボーラスインスリン（追加インスリン）とベーサルインスリン（基礎インスリン）に分かれる．

ボーラスインスリンの補充には，速効型インスリンを用いる場合もあるが，主として，超速効型インスリンを用いる．ベーサルインスリンには持効型インスリンを用いる場合とインスリンポンプのように，超速効型インスリンを少しずつ注入することで補充する場合がある．

◎ CF（修正因子）とは

CF（修正因子）はボーラスインスリン１単位を打つとどれだけ血糖が下がるかで定義される．CF はインスリン感受性因子（ISF）ともよばれ，高血糖を補正する際に使用し CF50 は，１単位で血糖が 50 下がるという意味となる．

◎頻回の血糖測定から CF を推定するには

食後４〜５時間以上経過して，食事や食事前のボーラスインスリンの影響がなくなったときに血糖を測定すると，CF が推定できる．血糖が 220mg/dL で，ボーラスインスリンを２単位打って，血糖が 120mg/dL で安定した場合，CF ＝（220 － 120）/2 ＝ 50 となる．CF は時間帯によって変わるため，調整が必要である．

一般的に，早朝から午前中にかけてはインスリン感受性が悪く，昼から夕方にかけて，インスリン感受性は良い傾向となる．すなわち，早朝から午前中にかけては，より多くのボーラスインスリンを必要とし，昼ごろから夕方にかけては相対的に少しのボーラスインスリンですむ．

◎１日の総インスリン量（TDD）から CF を推定するには：1800 ルール

血糖の実測値から，CF を推定することが難しい場合は，1800 ルールを用いて概算する．
例：1800 を１日あたりの総インスリン量（TDD）で割る．TDD が 36 の場合，ISF ＝ 1800 ÷ 36 ＝ 50 となる．

◎ボーラス計算機を用いて CF を簡単に活用

インスリンポンプには，ボーラス計算機がついていることが多い．あらかじめ，CF と ICR（インスリンと炭水化物の比），残存インスリン時間，目標血糖値をインスリンポンプ

に登録しておくと，摂取予定の炭水化物のグラム数，現在の血糖値を入力することで，投与すべきボーラス量を提案してくれる．実際に投与すべきボーラスは，食事に対応する量（提案されたボーラス量）と修正に必要な量になる．ボーラス計算機は，残存インスリン（アクティブインスリン）を計算に含めるので，ボーラス注入の安全性を高めるのに役立つ．残存インスリンを計算に含めることで，インスリンが積み重なった状態が引き起こす低血糖を防ぐことができる．

◎ベーサルインスリン1単位でどれくらい下がるか

　個人差が大きく，判定が難しい課題である．一般に1時間あたり10mg/dL以上血糖値が変動する場合，インスリンポンプのベーサル設定が合っていないと判断する．2時間で20mg/dL以上，3時間で30mg/dL以上変動がある場合は，少しずつ変更する方が無難である[28]．0.025単位/時間で変更が可能なものもあり，急速な場合は大幅に設定を変更する場合もある．

　アメリカ糖尿病学会による治療マニュアルでは基礎インスリンの比率は1日インスリン使用量の50％程度とされているが，日本人では30％程度と報告されている．

　実際には，基礎インスリン量は深夜の低血糖に留意しながら，早朝空腹時の血糖値が目標血糖値になるように調整する．

◎インスリン感受性（インスリンの効き具合）が変化するのは

　インスリン感受性が高まるのは，運動中や運動後が代表的で，インスリンがよく効くようになる，すなわちCFが増えるということになる．例えば高強度の運動を2時間行うとインスリン感受性が高まると考えられる．そこで，インスリンポンプ使用中の患者さんでは，運動による低血糖を予防するために，30分間程度インスリン注入を止めたり，1時間程ベーサルを50％減らしたりする[29]．

　暁現象の際は，インスリン感受性が低下する．暁現象とは，低血糖が先行していないのに，早朝，起床前の血糖が上昇する現象である．コルチゾールや成長ホルモンといったインスリンの拮抗ホルモンが早朝に急上昇するためと考えられ，インスリンの必要量が増える．暁現象の開始より2〜3時間早めにベーサルを増量する場合もあるが，インスリンの吸収速度は個人差が大きく，肥満度の影響を受ける可能性もあり，血糖変動を確認しながら，調整する必要がある．

　また，シックディや，運動量が低下する長時間の自動車旅行，長い授業時間のときには，インスリンを増やす必要がある．

　個人差はあるが，月経の前後，あるいは月経中にインスリンの増量（CF値を減らすこと）が必要な場合がある．

　注射部位も筋肉注射になると効きが良くなったりする．

　CFは変化するので，1日の中で数パターン用意する場合がある．そのためCFは試行錯誤して，常に最適なボーラスインスリン量を探す必要がある．

〈澤木秀明〉

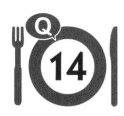

インスリンポンプを使っている人でも使えるの？

現在のインスリンポンプはボーラス計算機を内蔵しており，カーボカウントの実践にきわめて有用である．
インスリンポンプとカーボカウントはとても相性がよい．逆にインスリンポンプを使っていても，カーボカウントをマスターしていないと，せっかくのインスリンポンプの性能を生かしきれない可能性がある．

インスリンポンプ（図10）は糖尿病患者の皮下組織にインスリンを持続注入する装置である．インスリンポンプはペン型注入器よりも精密なインスリン投与量の調整が可能で，血糖コントロールを改善し合併症を予防するために使われている．インスリンポンプの長所と短所をあげる（表5）．インスリンポンプでは超速効型インスリンを少しずつ持続的に注入してベーサル（基礎注入）とする．また食事などの際，一気に注入するインスリンをボーラス（追加注入）とよぶ．通常，ボーラスの量は摂取する炭水化物量と血糖値に基づいて決定される．現在のインスリンポンプは，事前の設定に基づきボーラスの量を自動計算する機能（ボーラス計算機）を内蔵している機種が多い．例えばミニメド640G（日本メドトロニック）には，摂取する炭水化物量・血糖値・残存インスリンから必要なボーラスの量を自動計算するボーラスウィザードという機能がある．残存インスリンとは，先行するボーラス注入のうち患者体内に残存していると推定されるインスリン活性のことを指し，これが積み重なると低血糖の原因になりうるため，ボーラスウィザードでは自動的に残存インスリンが補正インスリンから差し引かれる．ミニメド640Gでは，インスリン代謝速度の個人差に応じて，残存インスリン時間を2～8時間の間で設定できる（図11）．ミニメド640Gはボーラスウィ

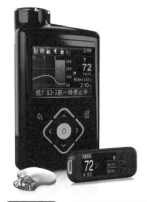
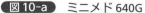

図10-a　ミニメド640G

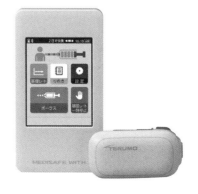

図10-b　メディセーフ・ウィズ

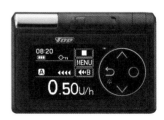

図10-c　TOP-8200R

（写真は各メーカー提供）

JCOPY 498-12365

表5 インスリンポンプの長所と短所

長 所	短 所
● 30分間隔,0.05単位/時きざみまたは0.025単位/時きざみで,きめ細やかな基礎レート設定が可能	● 注入回路のトラブルなどが原因で,糖尿病ケトアシドーシスを起こすことがある
● 0.1単位または0.025単位きざみの精密なボーラス注入が可能	● ペン型注入器と比べてシステムが複雑である
● 血糖コントロール改善に役立つ	● 本体のレンタルおよび消耗品コストのため,追加の医療費が発生する
● 低血糖予防に役立つ	● 使い方に慣れるまで時間がかかる
● 生活の質が向上する	● 取り扱っている医療機関が少ない
	● テープかぶれを起こすことがある

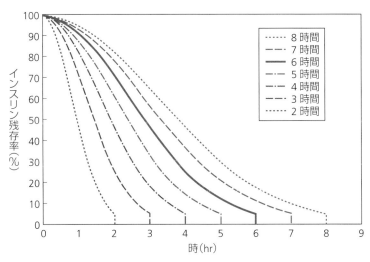

図11 残存インスリンの計算例(ミニメド640G)

ザード機能を内蔵する上に,オプションとして持続グルコース測定器(リアルタイムCGM)が使用可能なセンサー付きポンプ(SAP)で,CGMのデータから低血糖の発生が予測される状況で自動的にインスリンの注入を一時停止する「低グルコース前一時停止」機能も有する.本機種は専用のデータ解析ソフトであるケアリンクプロを通じてCGMデータから平均化した食後血糖変動をグラフ表示できるので,ボーラスウィザード設定の妥当性を評価することが容易である.TOP-8200R(トップ)もカーボカウント設定機能,目標血糖値設定機能,インスリン効果値設定機能,残存インスリン計算機能を有する.メディセーフウィズ(テルモ)は体の表面に直接,装着するパッチポンプで,専用のリモコンにカーボカウント設定機能,目標血糖値設定機能,インスリン効果値設定機能,残存インスリン計算機能が搭載されている.今後,インスリンポンプはCGMによる自動制御機能の発展により,さらに便利なものになっていくことが期待されている.

〈村田 敬〉

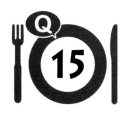

カーボカウントの落とし穴は？

 糖質制限や低炭水化物ダイエットと誤解し，炭水化物を極端に制限しすぎて，基本の栄養バランスが崩れてしまう．また応用カーボカウントにおいては，数値にこだわり，計算通りにいかないことがストレスになり，食事の楽しみが奪われてしまう．そのほか，糖質量や薬物量の増加に伴って体重増加をきたしてしまう．

カーボカウントは糖質制限ではない

　カーボカウントは血糖上昇に最も影響を与える炭水化物に注目した食事療法の一つだが，しばしば低炭水化物ダイエットや糖質制限食のような"炭水化物を減らす食事療法"と誤解されることがある．わが国の糖尿病の食事療法では，指示エネルギー量の 50 ～ 60％を炭水化物で摂取することが推奨されており，炭水化物を少なくすればするだけよいといったものではない．しかし，患者さんの中には，極端に炭水化物を制限してしまい，適正な糖質量を摂取できていないばかりか，1日の指示エネルギー量を十分確保できず，低栄養が危惧される方がいる．一方，炭水化物を減らすことで，逆にたんぱく質や脂質の占める割合が増えてしまうことがある．総エネルギー摂取量を制限せずに，極端な糖質制限を行うことは，その効果のみならず，長期的な遵守性や安全性などの点において，十分なエビデンスが不足しており，現在のところ勧められない．

　食生活で炭水化物を除くといった食事療法に意識が向けられてしまうと，極端な糖質制限に陥りやすくなり，栄養バランスが崩れて常態化してしまうことにつながる．よって，カーボカウントを始める際には，一人ひとりの患者さんに適したエネルギー摂取量および炭水化物比率について正しい理解を促すとともに，個人の嗜好性や食習慣に配慮しながら柔軟な対応をすることが重要であると考える．

応用カーボカウントにおける挫折

　応用カーボカウントは1型糖尿病や2型糖尿病で，頻回注射療法やインスリンポンプ治療を行って毎食前にインスリン注射をしている患者さんが対象となる．罹病歴の長い1型糖尿病の患者さんでは，糖質量についてあまり意識することなく，これまでの経験から食事内容によってインスリン量をうまく調整されている方もおられる．もちろん自己流で血糖管理が安定していれば，あえてカーボカウントを指導する必要はない．一方，しばしば高血糖や低血糖を起こしている人に対しては，是非この機会にカーボカウントを理解して実践してもらいたいと医療者から提案したい．しかし，患者さんの中には，"計算＝面倒くさい"という先入観からか，カーボカウントに関する栄養相談に消極的である人や，栄養面談をしても

カーボカウントを習得することなく，1回さりで終わってしまう方もいる．このことは医療者側の問題でもあり，医療者には個々の患者さんのレベルに応じて実行可能な方法を考え，導入時の抵抗感を減らすための工夫や説明が求められる．また，応用カーボカウントでは，食事前の血糖値や摂取する糖質量からそれぞれ必要インスリン量を計算して決定するのだが，カーボカウントの数値にこだわりすぎて，計算どおりにいかないことが，ストレスとなり，食事が楽しめなくなることがある．

　このような場合，血糖値に起因する他の要因について説明し，特に1型糖尿病の場合は，ある程度の割合で予期せぬ低血糖や高血糖があることを理解してもらう必要がある．さらに，糖質量の見積もりや糖質/インスリン比およびインスリン効果値の算出について，主治医や栄養士と相談しながら，毎回 try & error で少しずつ進めていくことが，カーボカウントをうまく活用できるようになるコツであることを伝え，あせらず一緒にやっていこうという姿勢を示すことが大切である．

応用カーボカウントでは体重増加に注意

　応用カーボカウントでは，糖質量に見合った適正なインスリン量を注射すれば，食後の血糖上昇は抑えられ，良好な血糖コントロールを得ることができる．1型糖尿病の患者さんやインスリン分泌が低下した2型糖尿病の患者さんでは，食事以外の間食時にも追加のインスリン注射が必要となる．インスリンさえ注射すれば，血糖値は上がらないと思って，食事カロリーや糖質量を気にせずに食べていると，体重がどんどん増えていく．特に女性の糖尿病患者さんでは，軽度の肥満を合併している例が少なくなく，体重増加によって，血糖管理が悪化し，さらに血圧や血清脂質などにも影響を及ぼしている．そのため，カーボカウントを行っていく上で，導入時にすでに肥満を合併している患者さんや，導入後に好ましくない体重増加をきたした患者さんでは，適正な1日のエネルギー摂取量と糖質量の見直しを適宜行っていくことが重要となる．

〈古家美幸〉

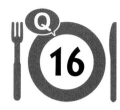

16 見た目で炭水化物量を読み取る コツは？

炭水化物の多い物を知る．まず茶碗にご飯を入れ重さを量る．写真を撮って記録する．手のひらと比較し，誰かに話して覚える．糖質はご飯なら重さの40%，パンは50%を利用する．弁当・菓子・アルコールなども成分表示を記録する．

炭水化物を含む食品を理解する

　炭水化物を含む食品は，主食のご飯，パン，麺など穀類とイモ，果物，乳製品（チーズ除く），調味料，ジュース，菓子である．成分表示からは炭水化物量で，重量からの推定では糖質量で比較したところ，ほぼ同じだったが区別してみた．

　これから食べる食事の中で炭水化物の多い食品をチェックする．『糖尿病食事療法のための交換表』の食品分類表を基準にするとわかりやすい．主食のご飯やパン，麺類を食べる前にキッチンスケールで量り，ノートや手帳にメモしたり写真に撮る．ご飯は子ども茶碗で100g，糖質は40g（重さの40%）で，女茶碗は150g，男茶碗は200g，丼は230gぐらい．餅は一切れで重さ50g，糖質25gである．

　市販弁当のご飯量は200g前後．弁当箱の厚みで容積が変わる．手を広げ，親指爪の先から小指の先まで20cmとか，割り箸の長さ（21cm）で見当をつける．折り詰め弁当の9つのマスに3つご飯なら80×3＝240gと考える．おにぎりは1個100gで糖質40g，寿司は1貫20gで糖質8gである．

　パンは重さの50%が糖質である．フランスパンは一切れ20g，ロールパンは30g，6枚切り食パンは60gがおおよその重さのため，糖質量は各々10g，15g，30gとなる．

　麺類は組み合わせで考える．ゆで麺だけなら糖質は重さの20%だが，汁の糖質も加える．醤油よりみその方が多く，豚骨や塩の方が少なくなる．一人前糖質70g前後と概算する．蕎麦は食物繊維が他の麺より多く他の麺類より糖質は少なめである．ただしカレー蕎麦・うどんは汁にとろみがついているので糖質が多くなる．

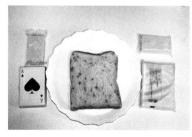

図12　大きさをポケットティッシュと比較

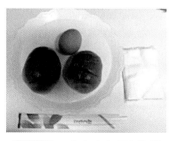

図13　大きさを卵と比較

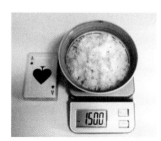

図14　茶碗の大きさとご飯の量　トランプと比較

JCOPY 498-12365

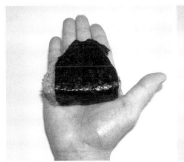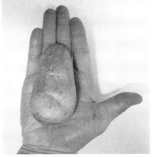

図15 手のひらサイズ

　果物はフォーク1刺し糖質5g, 食品交換表の1単位で糖質20gぐらい.

　糖質の多い野菜として糖尿病の食品交換表で表1に分類されるイモ, レンコン, カボチャは重さの20%が糖質と考える. ジャガイモが握り拳大1個100gなら糖質20gである. 大きさは手の平に入る大きさや, トランプ・ポケットティッシュ・卵・握り拳と比べてみる(図12〜図15).

栄養成分表示をみる

　食品の栄養成分表示をこまめに見てメモする. 同じ菓子パンでもクリームパンよりあんパン・ジャムパンの方が炭水化物は若干多く, あんパン1個100gなら糖質50gで概算する. クロワッサンはバターが多いので熱量は多め, 1個40gで180kcal, 炭水化物20gである. カレーパンも脂質が多く, 炭水化物は10〜25gと少ない. バターロールはレーズンロールになると1個6g重く炭水化物も7g増えていた. 同じパンでもライ麦やブラン(小麦ふすま)パンは食物繊維が多い. 炭水化物ではなく糖質と食物繊維に分けて成分表示し, 食物繊維が多いことを強調している. 低糖質食品は小麦を大豆粉などに代えて, 血糖値を上げにくいと人気があるが, 炭水化物と熱量をみて判断すべきである. サンドイッチのパンは2枚なら重さ20g, 3枚なら30gである. 関東のいなり寿司は菓子のように甘く炭水化物が1個17gだった. 調味料ではケチャップや味噌, カレールーが炭水化物を多く含む. お酒は日本酒, ビール, カクテル, チューハイ, 紹興酒には炭水化物が含まれる. 洋菓子は小さくてもクッキーなら炭水化物5〜10g, ケーキは60gあると思っていいだろう. チョコ, 糖質ゼロの飴4gでも炭水化物は含まれている. 乳製品は牛乳もヨーグルトドリンクもカップのヨーグルトも炭水化物10gぐらい. 野菜ジュースも炭水化物10gと概算するが, スムージーは果汁が多かったり容積が大きかったりするので炭水化物は20〜30gある.

まとめ

　見た目で炭水化物量を読み取るには普段から食品の栄養成分表示を見ること, ご飯やパン・麺をキッチンスケールで量ることが大切である. 食事の栄養分析を管理栄養士と行い, 普段どのくらいの糖質を1食で食べているかを調べるとよい. 5進法の概算がよいだろう.

〈加藤則子〉

Q17 低血糖のときにどれくらい食べたらいいの？

低血糖に際してどのように対処するか，自分のルールを決めておくことが大切である．そして，常に対処した結果を検証しておくことが次への備えとしてとても重要となる．

15/15 ルールとは，低血糖のときの対処法を忘れないようにわかりやすく決められたルールである[31]．具体的には，低血糖が起こったら，15g の炭水化物（表6）を摂って，15 分待つ．その後血糖値を測って，血糖値が上がっているかを確認する．もし，まだ血糖値が 70mg/mL 以下なら，もう一度このルールを繰り返す．

低血糖時の炭水化物の摂取量は，15/15 ルール以外にもさまざまな報告があり，必ずしも統一されたものではない．アメリカ糖尿病学会（ADA）では，幼少児では 10g，小児・成人では 15g，ジョスリン糖尿病センター・ジョスリンクリニックのガイドラインでは血糖が54 〜 70mg/dL（夜間では＜ 90）の場合は 15 〜 20g の炭水化物，54mg/dL 以下の場合は 20〜 30g の炭水化物を摂るように指示している．日本糖尿病学会の治療ガイドではブドウ糖（10g）またはブドウ糖を含む飲料水（150 〜 200mL）を摂取し，ショ糖では少なくともブドウ糖の倍量（砂糖で 20g）を飲ませるように指示している．いずれも 15 分待って血糖測定を行い，血糖の改善がみられなければ繰り返す点は同じである．

実際ブドウ糖を摂取したときの血糖の上昇については，10g と 20g を摂取したときのデータが報告されている[32]．10g のブドウ糖摂取では 30 分後に平均 60mg/dL から 97mg/dL へ，20g では 45 分後に平均 58mg/dL から 122mg/dL へ上昇するが，10g の場合は 60 分後には

表6　炭水化物 15g の例	
ブドウ糖錠[*1]	3 錠
ブドウ糖ゼリー[*2]	1.5 包
砂糖	15g（大さじ1杯）
アップルジュース（濃度関係なし）	約 130mL
オレンジジュース（濃度関係なし）	約 150mL
コカコーラ・ペプシコーラ	約 130mL
ファンタオレンジ	約 130mL
キャンディー	1 粒（3 〜 5g）3 〜 5 粒
ビスケット（ビスコ）（5 枚入り 20g）	1 袋
ロールパン（30g）	1 個
ラムネ菓子（例えばジュー C）1 粒（1.5g）	10 粒

[*1] グルコースサプライ®（1 錠 5.4g）3 錠
　　その他ジュー C グルコース®（1 粒 1.5g）10 粒など
[*2] グルコレスキュー®（1 包 10g）1.5 包
　備考：α–グルコシダーゼ阻害薬投与時にはメーカーよりブドウ糖粉末
　　　（1 包 10g）やブドウ糖錠（1 個 2.8g）が提供されている．

JCOPY 498-12365

再度低下を認めるので，1型インスリン治療の患者さんでは20gのブドウ糖摂取を推奨している.

　α-グルコシダーゼ阻害薬をスルホニル尿素（SU）薬やインスリンと併用している人では，ブドウ糖を摂る必要がある.

　その他，ブドウ糖以外のショ糖の場合は，血糖上昇が遅れるため，前述のように多めに摂るように指示されていることが多いようである. フルーツジュースや通常の炭酸飲料などはグルコースとフルクトースを含んでいるが，フルクトースはそれほど血糖値を上げない.

　年齢・病型を問わず，低血糖症状が起きると驚いたり，空腹感が強い場合が多いため空腹感が消失するまで，対処に必要なブドウ糖の摂取以上に食べ過ぎてしまうことが多いようである. このようなことが生じないように，15/15ルールを基本に，適切な炭水化物量（カーボ数）を把握し，また，余裕のあるときに実際自分の血糖上昇の具合を確認しておくことが重要である.

〈北岡治子〉

Q18 アルコールを カーボカウントするには？

アルコール飲料には糖質を多く含むものから含まないものまでさまざまである．1型糖尿病では高血糖の際には糖質を含まないアルコールを摂取し，低血糖の際には糖質を含むアルコールを摂取する．

　アルコール飲料には糖質を多く含むものから含まないものまでさまざまである．アルコールによる血糖値への影響は含有する糖質量に依存する．酒類（100mL）に含まれる糖質量（g）を表7に示す[33]．食事と同様に摂取糖質量に依存してアルコール摂取後血糖値は上昇する．

　アルコール摂取によりアミノ酸や脂質からの糖新生経路が抑制されるため低血糖が生じやすくなる[34]．炭水化物を多く含む食事をアルコールとともに摂取すると炭水化物摂取による高血糖によってインスリンが過剰に分泌されて食事2～3時間後に低血糖をきたすことがある[35]．アルコールによるインスリン分泌作用は認めない．1型糖尿病の患者さんで夕方あるいは21時にアルコールをビール1Lあるいはエタノール0.75g/kgほど摂取すると翌朝7～11時に低血糖をきたすという報告がある[36]．このようにアルコール摂取による思わぬ低血糖に注意する必要がある．

　1型糖尿病である筆者の場合は，高血糖を呈しているような際にはインスリンを追加して糖質を含まないアルコールを飲み，持続グルコースモニタリング（CGM）でモニターする

表7　酒類の量と糖質量

酒類名	100mLに含まれる糖質量（g）
リキュール類	32.0
梅酒	20.7
紹興酒	5.2
日本酒（純米吟醸）	4.1
ワイン（ロゼ）	4.0
発泡酒	3.6
ビール	3.1
ワイン（白）	2.0
ワイン（赤）	1.5
ジン	0.1
ラム	0.1
焼酎（25度）	0
ウィスキー	0
ブランデー	0

JCOPY 498-12365

グルコース値が下がり始めてきた時点で糖質約 3g/dL を含有するビールに切り替えるようにしている．また低血糖を呈しているような際にはビールを飲んで低血糖の対応をする．アルコールを摂取すると前述のように翌朝に低血糖をきたすが，よくみられるアルコール摂取後の低血糖は，通常量の経口血糖降下薬あるいはインスリンを追加して糖質を含まないアルコールとたんぱく質や脂質を多く含むおつまみを食べることが多い．このような際には速やかに血糖値を上昇する炭水化物がないために飲酒中に低血糖をきたし，血糖値は長時間経過してから徐々に上昇する．こうした場合に筆者は追加インスリンをあまり多く入れずに，インスリンポンプでは基礎インスリンを 10 時間で 120％と設定，強化インスリン療法では持効型インスリンの 1/4 量の中間型インスリン（NPH）あるいはレベミル®を追加することで，長時間経過しての血糖上昇に対応している．

〈黒田暁生　松久宗英〉

Q19 カーボカウントは外食のときにも使えるの？

カーボカウントは外食・テイクアウトにも，使用可能である．ただし，栄養成分を自己判断できるように訓練し，栄養成分の過不足解消，使用前後の血糖測定，記録，事後評価をしっかり行い，担当管理栄養士に相談しながら行うことが大切となる．

外食は，食事療法を乱すものと従来からいわれてきたが，その通りなのだろうか．確かに，同一のメニューであっても，食材の量や質の差，調理法の差があり，日本糖尿病学会食品交換表委員会における全国調査でも外食料理の含有エネルギーには大きなバラツキがあることが報告されている．また，機会の少ない外食ということで，どうしても過食傾向になり，食後血糖値が乱れる結果をもたらすために，糖尿病療養指導者はこれまで外食は控えるようにと，一律指導してきた向きはないだろうか．

近年，食後高血糖と動脈硬化性病変の関連性が指摘され，食後高血糖の是正がクローズアップされているが，超速効型インスリン製剤，持続皮下インスリン注入療法（CSII），自己血糖測定機器，特に持続グルコース測定（CGM）などの新しい医療技術や内服薬（α-グルコシダーゼ阻害薬など）を駆使すれば，食後高血糖も是正・克服することが可能な時代となったのではないだろうか．

幸い，外食産業では，メニューの詳しい栄養成分表一覧を，ホームページなどにて一括して表示掲載する企業が増加し，一部のレストランにおいても成分表示をする店が出始めており，1型糖尿病の患者さんの食生活におけるQOLを高める意味においても，外食に関してより柔軟な方法を考えるべき時代がやってきたのではないだろうか．

さて，外食においてカーボカウントを行うためには，事前の調査・練習・結果の記録と見直し調整が必要である．例えば，ファーストフードといわれるハンバーガーやフライドチキンのチェーン販売店では，おおよその栄養成分表示をインターネットなどで商品ごとに公表している（表8）ので，事前に調査することが可能である〔ちなみにアメリカでは，法律により統一した形式での栄養成分表（nutritional facts）が表示されているが，わが国でもアメリカと同様により活用しやすい栄養成分表表示への改善と普及が望まれる〕．

また，テイクアウトを主体とする弁当に関しても，販売大手では栄養成分をインターネットに公表するようになってきている（表9）ので，参考にできるようになってきた．しかし，注意しなければならないのは，一般的に外食やテイクアウトの食品では，炭水化物と脂質の含有量が多く，エネルギー含有量が比較的多い傾向にあることである．また，塩分（食塩相当分）が多く，食物繊維（野菜）の含有量が案外少ないことにも注意が必要である．したがって，カーボカウントの弱点である，脂質成分，塩分，食物繊維への配慮を忘れないようにすることが大切となる．

表8　代表的なファーストフードにおける栄養表示例（注1）

（ハンバーガー：クラシック）

	エネルギー（kcal）	炭水化物（g）	たんぱく質（g）	脂質（g）	食塩相当（g）
M社	256	30.3	12.8	9.4	1.4
R社	262	30.7	11.0	10.8	1.2

（フレンチフライ：Sサイズ）

	エネルギー（kcal）	炭水化物（g）	たんぱく質（g）	脂質（g）	食塩相当（g）
M社	225	28.0	2.9	11.3	0.5
L社	211	26.3	2.4	10.9	0.5
K社	195	28.7	2.6	7.8	1.2

（フライド・チキン1ピース）

	エネルギー（kcal）	炭水化物（g）	たんぱく質（g）	脂質（g）	食塩相当（g）
K社	237	7.9	18.3	14.7	1.7
R社	181	9.1	5.9	13.3	1.3

参考：（http://www.mcdonalds.co.jp/）（http://www.lotteria.co.jp/）（http:/kfc.co.jp/menu/）

表9　外食弁当の栄養成分表示の例

	エネルギー（kcal）	炭水化物（g）	たんぱく質（g）	脂質（g）	食塩相当（g）
親子丼（普通）*	672	108.3	30.5	12.9	4.6
のり弁（普通）*	681	116.6	16.5	16.4	2.7
野菜炒め弁当（普通）**	685	92.7	21.2	24.4	3.7
のり弁（普通）**	736	111.2	19.7	23.8	2.9
幕内弁（普通）*	748	114.6	27.1	20.1	3.3

参考：*M社（http://www.hottomotto.com/），**H社（https://www.hokkahokka-tei.jp/）

　具体的には，カーボカウントができるからといってすぐに外食に飛びつくのではなく，カーボカウントを外食メニューや弁当や市販食材で行う事前訓練を，管理栄養士と確認しながら行うことが重要となる．その際には，以下1）〜3）に留意することが大切である．1）適正な主食量の調整を購入時・注文時に依頼することや，購入後に計量して自己調整する．2）メニュー内容に脂質や塩分が多い場合には，メニュー選択の変更や，食べ方の工夫（例えば天ぷらの衣は食べないようにする），食品内容を分析できないメニューは選択を控えるなど担当の管理栄養士と相談しておく．3）外食やテイクアウト食品利用時のカーボカウントによるインスリン注射の適正性を判定するために，注射量の記録，前後の血糖値の変動の記録，食品・食事内容の記録を行い，主治医とインスリン注射量の微調整を行う．

　なお，医療担当者は，より実際的なアドバイスを行うために，外食などの栄養バランスやトータルとしてのエネルギー配分を考慮し，食事としての妥当性を指導すると同時に，インスリン注射量の調整方法，カーボカウントに関して丁寧な指導を行う必要がある．

〈野村　誠〉

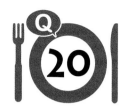

就寝前の補食は何がいいの？

就寝前の補食が必要な最大の理由は，夜間低血糖の予防である．インスリンの種類や打ち方を見直し，補食の必要性を考えた上での補食選びが大切である．

　現在ではインスリンの種類が多様化し，効果や持続時間もさまざまである．インスリンの種類や打ち方を見直し，低血糖が予防できれば，眠前補食は不必要な場合もあるため，補食の必要性を考えた上での補食選びが大切である．

　補食が必要な最大の理由は，夜間低血糖の予防である．そのためにはまず自分が使用しているインスリンの効果や持続時間などを理解し，日頃の血糖のパターンを知る必要がある．新しい持効型インスリンはフラットに効くことを特徴としているので，夜間の低血糖が減る．また，インスリンポンプを使用中の患者さんは，低血糖が起こりやすい時間帯のインスリン量の調整を行えば低血糖が減らせる．どちらも夜間の低血糖が予防できるのでインスリンの調整をすれば補食をする必要がなくなることが多い．

　それでも低血糖を起こす場合には，就寝前の血糖値がどのくらいのときに夜間や早朝に低血糖を起こすのか，予測することが重要である．

　例えば，その日の夕食が油の使用量の少ない食事だった場合や活動量（運動量）が多い日であった場合には，夜間に低血糖を起こす可能性を考えた上で，補食が必要か否かの判断をし，その内容を考えなければならない．

　夜間の低血糖を予防するためには，夜から朝にかけての血糖を維持できる食品を補食することが望ましい．おにぎりやパン，ビスケットなどの炭水化物の食品（GI値[*1] 70 〜 90）が一般的だが，牛乳やヨーグルト，チーズなどの乳製品（GI値 20 〜 40）は炭水化物，たんぱく質，脂質の栄養素をほぼ均等に含んでいるので，消化吸収がゆっくり行われるため，おにぎりやパン，ビスケットと比べると血糖の上昇が緩やかである．それゆえ血糖を持続しやすい食品といえ，より適していると思われる．

　ただし，実際の臨床の場では，乳製品は栄養素の吸収速度がときに違うことがあり，就寝前の補食で乳製品を摂って翌朝の空腹時血糖が上がるときと，上がらないときがあるという話を聞くことがある．夕食内容（食事量，食品の組み合わせ，調理方法など），食事摂取時間の違いによる注射インスリンの体内残存時間，ストレス，体内ホルモンなどの影響ではないかと考えられる．体内ホルモンの影響の一つに暁現象[*2]があり，この暁現象と重なることで空腹時血糖が上がる可能性がある．そのことも考慮して食品を選択する．

[*1] GI（グライセミックインデックス）値についてはQ36（p.76）参照．
[*2] 暁現象とは深夜から早朝にかけて成長ホルモンなどの血糖を上昇させるホルモンの分泌上昇，およびそれによる一過性のインスリン抵抗性により早朝に高血糖をきたす現象である．

JCOPY 498-12365

例えば夜間 3 時以降に低血糖で目が覚めた場合は，ソモギ現象[*3] の後に暁現象が重なることがあるため，後から血糖を上昇させてしまうことがある．それを考慮して，ブドウ糖，砂糖，ジュース（GI 値 90 〜 100）などを摂取する．

症例

ここで症例をあげる．

例）A さん　40 歳　女性　1 型糖尿病の場合

超速効型　各食直前　（朝 6 〜 7　昼 6 〜 7　夕 7 〜 9），持効型（朝 12 〜 13）

総インスリン量 31 〜 36 単位を基本に，糖質 / インスリン比 10g/ 単位，インスリン効果値 50mg/dL/ 単位を参考にしてインスリン調整を行っている．

　ある日の就寝前の血糖値が 194mg/dL だった．いつも就寝前の血糖が 100mg/dL 以下の場合のみ補食をするが，この日の午前中はウォーキングの会に参加し，8km ほど歩いた．普段と本日の活動量を比較すると，普段の歩数は 6,000 歩程度だが，本日の歩数は 15,000 歩と普段の活動量の倍以上であった．

　夕食もご飯と寄せ鍋と，和食中心の内容で油の使用量が少なめである．

　インスリンは朝の持効型インスリンを 1 単位，超速効型インスリンを朝，昼とも 2 単位ずつ減量していたが，A さんはその日の運動量が多かったことと食事内容を考慮し，夜間低血糖が生じることを予測して補食をすることにした．今現在の血糖値は低くないので，ゆっくり吸収されるヨーグルトを選び，たくさん食べるとヨーグルトの中に含まれる炭水化物，たんぱく質，脂質の影響で翌朝の血糖値が上がりすぎると思い，1 個 80g 入りのプレーンヨーグルトを食べることにした．

　翌朝，血糖値を測ってみると 118mg/dL だった．

　今までの経験をもとに，食品ごとの吸収速度・時間や量，カロリーなどの特徴を考慮して，ヨーグルトを選んだことがよい結果をもたらしたと思われる．

　食品の吸収速度や血糖の上昇時間には個人差があるため，血糖値がいくつのときに何の食品を選択することが適切かを考えて，経験から導き出した，自分なりのルールを作っておくようにするとよいだろう．

〈田村あゆみ　南　昌江〉

[*3] ソモギ現象とは低血糖時にインスリン拮抗ホルモンが分泌されるため，後から高血糖をきたす現象である．

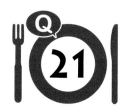

Q 21 カーボカウントでインスリンを調整しても血糖が下がらないのはどうして？

食後の血糖は食事に含まれる炭水化物で決まることが多いが，炭水化物以外にも血糖に影響を与える要因がある．それを理解することで，血糖が下がりにくい理由が明らかになるかもしれない．

食後の血糖値に影響を与えるのは食品中の炭水化物量が最も影響が大きいと考えられている．しかし，炭水化物以外の食事の要因によっても食後の血糖は異なる．例えば，同じ量なら，血糖上昇指数が高い食品ほど食後の血糖上昇度は大きい．グライセミックロード（GL）は，食品のグライセミックインデックス（GI）値と炭水化物の積で計算される（GL ＝ GI ×炭水化物量）が，グライセミックロードが大きいほど，血糖上昇度は大きい．また，食品は熟せば熟すほど血糖は上昇しやすい．

一般的には，たんぱく質の50％が血糖に変換されると考えられているが，1型糖尿病と2型糖尿病では食後の血糖に与える影響は異なる．1型糖尿病では通常の量のたんぱく質では血糖に大きな影響はないが，多く摂取した場合には，ゆっくりと大きな上昇カーブを呈する．2型糖尿病では，血糖値はほとんど上昇しない．その理由は，食事中のたんぱく質によりインスリンが分泌されるからである．脂肪分の多い食事は，血糖を上昇させるというよりは，血糖の上昇を遅らせる．これはブドウ糖の吸収が遅くなったり，胃が空になるのが遅くなるからである．

食べる順番も大切である．ご飯より先に野菜などの食物繊維や魚などのたんぱく質を食べることで血糖の上昇を遅らせることができる．この作用にはインクレチンが関連している．朝はステロイドなど血糖上昇ホルモンが多く分泌されるため，インスリン抵抗性がみられる．そのため，他の時間帯に比べて血糖が上昇しやすい（表10）.

表10　血糖に影響を与える食事因子

食事因子	血糖への影響
炭水化物	食後最も影響が大きい
グライセミックインデックス（GI）	GI値が大きいほど血糖が上昇する
食品の熟成度	熟した食品の方が血糖が上昇しやすい
たんぱく質	1型と2型糖尿病では異なる．
脂肪分の多い食事	血糖の上昇を遅らせる
食事の順番	ご飯より，野菜や魚を食べると血糖上昇が遅れる
食事の時刻	朝にはインスリン抵抗性がみられる．
その他	空腹か食後か，調理形態など

表11　食事以外の要因

	血糖への影響
運動	運動の種類と強度
身体活動	日常生活，土日
病気の日	シックディではインスリンの効きが悪くなる
薬物	ステロイド投与で血糖が上昇
ストレス	精神的ストレスで血糖が上昇
低血糖後	拮抗ホルモンにより，インスリンの効きが悪くなる
月経周期	月経前に高くなる
季節変動	夏より冬の方がインスリンの効きが悪くなる
注射部位	腹部，上腕，臀部，大腿，こぶの順

　食事以外の因子も血糖に関係している．運動の種類や強度により，血糖は変化する．ゆっくりしている土日に比べて，身体活動度が高い平日の方がインスリンの効きはよい．シックディでは身体の中で炎症が起きているため，インスリンの効きが悪くなるので，カーボカウントをしてインスリンを調節しても血糖はなかなか下がらない（表11）．突発性難聴や花粉症などの疾患でステロイドが投与されている時も，血糖が上昇しやすくなる．精神的なストレスでも血糖は上昇する．低血糖を起こした後は，アドレナリンや副腎皮質ホルモンなど拮抗ホルモンが分泌されているため，インスリンの効きが悪くなる．女性ホルモンも血糖変動に関係している．なかには，こぶにインスリン注射しているために血糖がなかなか下がらない人もいる．カーボカウントをしてもインスリンを調整しても血糖が下がらない理由には食事と食事以外の原因がある．カーボカウントしてもうまくいかないとあきらめずに，血糖に影響を与える原因をかかりつけの先生やスタッフと一緒に探してみましょう．

〈坂根直樹〉

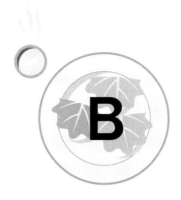

小児編

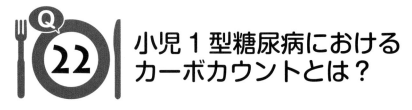

Q22 小児1型糖尿病における カーボカウントとは？

小児1型糖尿病ではバランスよい食事が発育上重要である．糖質/インスリン比を個別に検討し，食事の時間帯や活動量に応じて適宜調整することで，豊かな食生活が可能となる．

1型糖尿病小児への食事指導はバランスのとれた食生活の実践そのものである

　子どもの健全な食生活への関心は小児肥満の増加とともに増している．しかし成人での心血管病変の心配は小児2型糖尿病とは多少とも異なり，厳格な食事制限は基本的に必要ない．むしろ，小児1型糖尿病では年齢・性別・体格・活動度に応じたエネルギー消費に見合った栄養バランスのとれた食事が指導される（p.114 資料を参照）．したがって，カーボカウントはその中で食事追加インスリン量を決める目安と考える．幼児・学童期前半ではおやつ（間食）も当然考慮される．食事に速効型インスリン注射（Rやレギュラーともいわれる）を使う場合は食事量に応じた必要量を求めても，その調整が有効であるという実感はあまり期待できない．しかし，小児の多くが食事に超速効型インスリン（ノボラピッド®，ヒューマログ®，アピドラ®ならびにフィアスプ®やルムジェブ®）で対応するようになり，糖質摂取量に応じた注射量の調整が可能となっている．また，食事時間も自由となりインスリン注射に合わせる必要はなくなった．さらに，食事摂取が不安定な乳幼児や病気の日（シックディ）には，食後に摂取カーボ量に応じた注射量決定も可能である．また，以前は夜間の低血糖予防のため就寝前スナック（間食）の指導をせざるを得なかったが，持効溶解型インスリン（ランタス®，ランタスXR®，レベミル®，トレシーバ®）の使用により夜間低血糖は減り，就寝前スナックは基本的に必要なくなっている．この面でも小児1型糖尿病への食事指導は健全なものになっている．

　糖質量に応じたインスリン量の決定は子どもの食事や間食に変化がつき，楽しい食生活が期待できる．一方，一般的な総エネルギー摂取量のピークは女子では12〜14歳，男子では15〜17歳となる．また，現在の日本での健康的な食事では糖質量は1日の総エネルギー量のほぼ50〜60%となっていることを時に応じて確認することも重要である．

糖質/インスリン比（CIR）を決定する要素

　従来，500を1日総インスリン量（TDD）で割った数が，1単位のインスリンで処理できる糖質の量を推定する目安（CIR）となる（500ルールとよばれる）．500ルールは各食事の糖質量に対する超速効インスリン注射量決定の目安となるが，CIRは個人別に異なる．また1日の中でも一定ではないので，個人別に検討が必要になる．一般的に朝食時はインスリンの効きは悪く，昼食時は活動も多くなり効きがよい．つまり，表12で示すように朝食のCIRは昼食や夕食より低いことが多い．さらに，食後の活動量によりCIRは影響され，活

JCOPY 498-12365

表 12　カーボカウントとインスリン投与量検討表

2 日間にわたり，患児に頻回の自己血糖測定，カーボカウント，投与インスリン量を記録させ，検討した．
患者：14 歳の男児，発症 3 年の 1 型糖尿病，身長 165cm，体重 50kg，中学 2 年生，部活動なし，土日の非登校日

第 1 日目 時刻	朝 9 時	10 時	昼 12 時	おやつ 16 時	夕 19 時	22 時
CIR[1]	9		13	13	11	
血糖	95	240	220[2]	143	112	149
食事（糖質 g）	82		90	15	110	
a）追加インスリン*1	9		7	1[3]	10	27
b）補正インスリン*1			2			2
c）基礎インスリン*2					20	20
TDD ＝ a）＋ b）＋ c）						49

第 2 日目 時刻	朝 7 時	10 時	昼 12 時	おやつ 16 時	夕 19 時	22 時
CIR[1]	7[4]		13		11	
血糖	99	165	108	152	95	143
食事（糖質 g）	85		90		120	
a）追加インスリン*1	12		7		11	30
b）補正インスリン*1						0
c）基礎インスリン*2					20[5]	20
TDD ＝ a）＋ b）＋ c）						50

[1] 第 1 日目の CIR は普段の患児の投与法に従い朝 9，昼 13，夕 11 で，朝の CIR は昼食や夕食より低い．
[2] 昼食前高血糖のため 1800 ルールで補正した．（220 － 140）÷ 40 ＝ 2 単位の超速効型インスリン（補正インスリン）を投与した．1800 ルールとは 1800 ÷いつもの TDD（46）＝ 40，超速効型 1 単位で 3 ～ 4 時間後に 40mg/dL 下がると想定した（1500 または 1700 ルールを推奨することもある）．
[3] 間食時 CIR より求めた追加インスリン 1 単位投与した．
[4] 前日昼食前高血糖のため朝の CIR は不適切と判断し，9 から 7 へ変更した．
[5] 就寝前血糖値（149mg/dL）と朝食前血糖値（99mg/dL）の差は約 50mg/dL で基礎インスリンは適量と判断した．
*1 超速効型インスリンを用いる　　*2 持効溶解型インスリンを用いる
　アドバイスとして，登校日では朝食と昼食の CIR は 1 ずつ高くても可能と指導した．

動量が多くなると予測できるときは通常より CIR を高くし，休日などで活動量が少ないときは通常の学校がある日より CIR を低くする．

　CIR が適切であったかどうかは，食前血糖値と食後 3 ～ 4 時間後の血糖値がおおむね同等ならよいことになる．糖質の割合が多い食事では食後血糖値のピークは早くなり，たんぱく質や脂質の多い食事では食後長時間の影響が残ることが経験される．糖質でも単純糖質（グライセミックインデックスが高い）が多いものでは，複合糖質（穀類）に比べピークは早くまた高い．そこで，自己血糖測定の食後 90 分から 2 時間値をいたずらに正常化させることは，次の食前の時点で低血糖のリスクとなるため注意が必要である．

　持効溶解型インスリン注射量の目安として就寝前血糖（80 ～ 140mg/dL を目標）と朝食前血糖（70 ～ 130mg/dL を目標）との差が 50mg/dL 以内と指導している．このときの就寝前血糖とは夕食後間食せず少なくとも 3 時間を経過している必要がある．食前および就寝前の高血糖の補正追加に従来から用いられている 1800 ルール（1500 や 1700 ルールが推奨されることもある；効果値という）を使うが，超速効インスリン 1 単位あたりのその後 3 ～ 4 時間での血糖下降効果は小児ごとに低血糖を起こさせない範囲で決めておく．食後 3 時間以内での補正追加は体内での残存インスリン量への考慮が必要であり，特に就寝前では慎重にする．

〈武者育麻　雨宮　伸〉

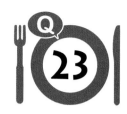

乳児でもカーボカウントは使えるの？

乳児は哺乳量，食事の食べムラがあるために特にカーボカウントによるインスリン調整が必要である．500ルールに合致せず，乳児でもインスリン／カーボ比は0.2～0.3は必要である．

　カーボカウントによるインスリン量の調整は基礎インスリンと食事に必要な追加インスリンを区別して投与するbasal-bolus療法の場合に最も適している．小児であっても乳児であってもカーボカウントは利用可能である．basal-bolus療法では一般的には基礎インスリンは持効型インスリン，追加インスリンは超速効型インスリンを使用することが多い．微量のインスリン調整を行うことができるため，当科では乳児の多くが持続皮下インスリン注入療法（CSII療法）を行っている．

　乳児にCSII療法を行うと，低血糖やケトアシドーシスの危険性が高いと思われるかもしれないが，インスリンポンプを利用すると，追加インスリン，基礎インスリンともに最小で0.025単位ごとに調整ができるので，インスリン量の調整はインスリンポンプの方が細かく調整できる．また，インスリンの投与パターンも生理的なインスリン分泌に近いため，低血糖のリスクも少なく，両親の安心感も高い[39]．我々の経験でも3歳以下の患者さんの全員がCSII療法を行い，頻回の哺乳や食事ごとにカーボカウントを利用してインスリン注射を行っているが，重症低血糖を起こした患者さんはいない[40]．

　乳児にカーボカウントを導入する場合，離乳食を開始する前の乳児は母乳やミルクの哺乳量がわかれば，必要なインスリン量は比較的簡単に計算できる．多くのミルクは100mLあたりに含まれる炭水化物量が7g前後なので，このことを利用すれば哺乳時の摂取カーボ量は簡単に計算できる．

　インスリン／カーボ比については我々の経験上，その目安を計算する方法である500ルールが適応できないことが多く，注意が必要である．乳児や低年齢児の場合，1日総インスリン量は極端に少ない．例えば1日総インスリン量が6単位の患者さんの場合，500ルールによってインスリン／カーボ比を算出すると，500÷6＝83.3となり炭水化物80gあたり1単位必要となる（インスリン／カーボ比：0.125）．ミルクに換算すると約1,000mあたり1単位となる．我々も初めて乳児にCSIIとカーボカウントを導入したときには500ルールから算出したインスリン／カーボ比で開始したが，インスリン不足になり，結局インスリンの増量が必要であった．この経験の後は低年齢児では500ルールで計算されるインスリン／カーボ比よりも高めのインスリン／カーボ比0.2程度（炭水化物50gあたり1単位）で開始するようになり，スムーズにインスリン量の調整が可能となった[40]．

　図16に当科に通院中の1型糖尿病の患者さんにおける1日総インスリン量とインスリン

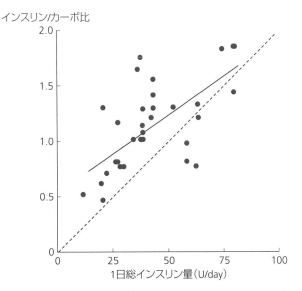

インスリン/カーボ比

1日総インスリン量（U/day）

図16 大阪市立大学小児科における1日総インスリン量と
インスリン/カーボ比の関係

── インスリン/カーボ比
···· 500ルールによって計算されるインスリン/カーボ比
低年齢（1日総インスリン量が少ない）になるほど500ルールの値より
インスリン/カーボ比は高い傾向がある（n－34）.

/カーボ比の関係を示す．500÷（1日総インスリン量）では1日総インスリン量が少なくなるにつれインスリン/カーボ比が低くなっていくが，図の実線で示すように，実際はグラフどおり低下していかない．経験的にはインスリン/カーボ比は少なくても0.3くらいは必要な患者さんが多いと考えられた[41].

　カーボカウント導入時には，乳児でも成人でもあまり500ルールに固執せずにインスリン量とそのときの血糖値の変動をみながら患者さん本人のインスリン/カーボ比とインスリン効果値を把握し，調整していくことが重要である．

　また，当科では簡単にカーボカウントを導入するためにインスリン/カーボ比: 1.0，インスリン効果値: 50（低年齢・1日総インスリン量が20単位未満の場合はインスリン/カーボ比: 0.5，インスリン効果値: 100）から開始して，血糖値の変動をみながら微調整するように指導している．

　注: 大阪市立大学小児科では1カーボ＝炭水化物10gとして指導しているため，本稿のインスリン/カーボ比: 1.0は1カーボ（炭水化物10g）あたり必要な超速効型インスリンが1単位ということを表す．

〈広瀬正和　川村智行〉

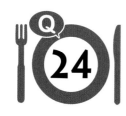

Q 24 小児1型糖尿病に対する カーボカウントの効果は?

成人でも小児でも,1型糖尿病に対するカーボカウントによるインスリン調整は有用である.欧米のガイドラインにも糖質量によるインスリン調整が明記されている.

　乳児,幼児を含めて小児に日々の食事量を一定にすることは困難を極める.食事を準備しても食べむらがあったり,乳児の場合も哺乳量も一定ではない.このことからも小児1型糖尿病において,摂取する食事に応じてインスリン量を調整するカーボカウントが有用であることは容易に想像できる.大阪市立大学小児科では約15年前からカーボカウントを導入しており,糖尿病キャンプでも食事はできるだけフリーダイエットとし,自分で選んだ食事中の糖質量に応じてカーボカウントを利用したインスリン調整を行っている.図17,図18に糖尿病キャンプにおいてカーボカウントのみを用いてインスリン注射を行ったときの食前と食後血糖値の変化を示す.図17では間食時にそれぞれの患者さんが同じものを食べてカーボカウントのみでインスリン投与を行った.頻回注射群,原則2回法群でも食後血糖値は安定した.図18については目標血糖値150mg/dLとしてカーボカウントを行い,食後血糖値の平均値は178.4mg/dLであり,目標血糖値から大きくずれていなかったことから,小児1型糖尿病においてもカーボカウントは有用であると考えられた[41].また,アメリカでは35名の小児1型糖尿病患者で,flexibleな食事とカーボカウントによるインスリン療法によって1年後に有意なHbA1cの低下と重症低血糖の頻度の減少を認めたが,BMIには有意な増加を認めなかったという報告もなされている[42].アメリカ糖尿病学会(ADA)[43],アメリカ小児思春期糖尿病学会(ISPAD)[44]のガイドラインにも1型糖尿病治療として糖質に応じたインスリン量の調整が記載されている.

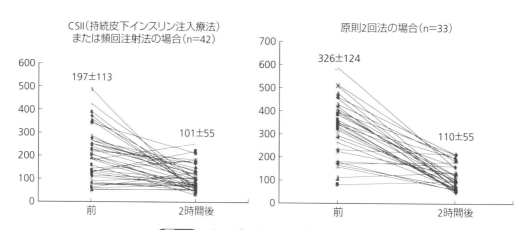

図17 カーボカウントの有用性の検討
糖尿病キャンプにおいて間食前にカーボカウントを用いて超速効型インスリンを皮下注射した.

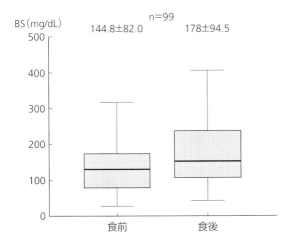

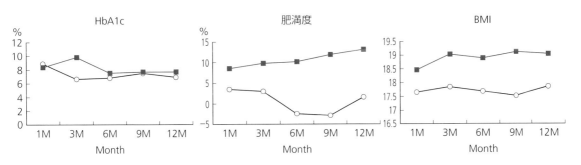

図 18 カーボカウントの有用性の検討

糖尿病キャンプにおいて各食前にカーボカウントを用いて超速効型インスリンを皮下注射した（n＝99）.

■ 食品交換表群，○カーボカウント群

図 19 1 型糖尿病発症時から 1 年間のカーボカウント群と食品交換表群での HbA1c，BMI，肥満度の比較

対象：小児 1 型糖尿病患者 30 名.

方法：食品交換表指導群 17 名，カーボカウント指導群 13 名.

　　　発症時，1M, 3M, 6M, 9M, 12M の HbA1c, 肥満度, BMI を比較した.

BMI, 肥満度ともに両群において有意差は認めなかった.

　　カーボカウントの弊害として誤解されることに "カーボカウントすると肥満になる" ということがある. カーボカウントは食事中の糖質量に応じてインスリン量を調整する方法であり, 糖質以外の栄養素をどれだけ摂取してよいというものではない. それを誤解すると患者さん側はたんぱく質, 脂質をどれだけ摂取してもよいと考えるし, 医療者側はカーボカウントすると肥満になると考える. 我々は小児 1 型糖尿病の患者さんで発症時からカーボカウントを指導した 13 例の群と, 発症時から食品交換表により食事指導を行った 17 例の 2 群において発症時から, 1, 3, 6, 9, 12 カ月の時点での HbA1c, 体重を比較検討した. その結果, HbA1c も BMI も肥満度もカーボカウント群と食品交換表群で有意な差は認めなかった（図19）[41]. DAFNE study でも我々の結果でもカーボカウントを行っても体重, BMI は増悪を認めておらず, カーボカウントが肥満を増長するわけではないと考える.

〈広瀬正和　川村智行〉

Q25 子どもでも使える ボーラスの計算法は？

幼少の頃からよく食べ，よく打つ習慣は大切である．子どもと一緒にボーラスの量を決めることで患児の自立を支援できる．

　ボーラスとは短時間で薬物を投与することをいう．ボーラスは急速静注，ボーラス注入，ボーラス投与ともいい，かたまりを意味する英語 bolus に由来している．ここでの「ボーラス」は食事（摂取する炭水化物量）や高血糖の補正に対する追加インスリン投与のことを指している．

　子どもは小学生になると親元を離れて一人で食事をする機会が増える．その代表は学校給食の時間である．

　ご存知のように，ボーラスの量はそのときの血糖値と摂取する炭水化物量で決まる．給食の場合，食事の炭水化物量は献立表で確認できる．自分のインスリン効果値（ISF），インスリンと炭水化物の比（ICR）を知っていれば，給食前の血糖値を測定することでボーラスの量は決定できる．持続皮下インスリン注入療法（CSII）中の患児ではインスリンポンプにカーボカウントを用いて食事前のボーラス量を提案するボーラスウィザードという機能が使用できる．また，ボーラス計算機のアプリも汎用されている．ボーラス計算機を用いることでインスリン頻回注射（MDI）を行っている人でも血糖コントロールの改善が期待できる[45]．しかし，今まではアプリを利用することができない年少の MDI 中の児ではボーラスを簡単に計算できるツールがなかった．海外では図 20 のようなツールも紹介されている．

　そこで当院で独自に小児 1 型糖尿病の患者さんに使用しているボーラス計算のツールを紹介する（図 21）．

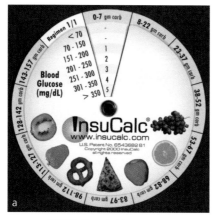

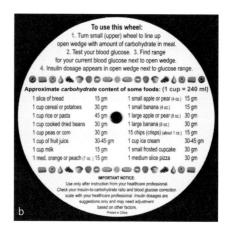

図20　海外で紹介されているボーラス計算機（a：表面　b：裏面）

JCOPY 498-12365

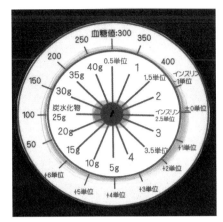

図 21　ISF50，ICR10 の場合の計算機

血糖値と摂取する炭水化物量の数値を合わせる．その対角
線上の食事ボーラス量と補正ボーラス量の足し算で必要な
追加インスリン量を計算する．
例）血糖値 150，炭水化物 30g の場合対角線上の食事ボー
　　ラス 3 ＋補正ボーラス＋ 1 で計 4 単位となる．

　低学年の子どもでも，その日の給食の炭水化物量を前もってシールを貼るなどしてマーク
しておけば，給食時のボーラス量は容易に計算できる．

　またこのようにゲーム感覚でボーラスを決定することが，カーボカウントの考え方のト
レーニングにもなっている．さらにおやつ時のボーラスや高血糖時の補正（炭水化物量 0g
として計算する）にも有効と考える．ただし，1 日の中で ICR が変化する子どもにはいくつ
かの計算機が必要となるかもしれない．このツールを使うことで，子どもたちがカーボカウ
ントやインスリン注射に興味をもってくれればと思う．

〈山田明子〉

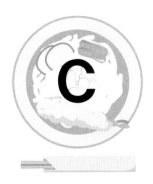

医療従事者の疑問

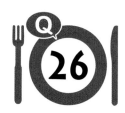

食品交換表との違いは？

食品交換表は，主にエネルギー量や食事バランスを整えるための指導媒体であり，カーボカウント法は，より血糖値に影響する栄養素（糖質）に着目して管理を行う指導方法である．

　これまで，日本人の90％を占めるとされる2型糖尿病では「エネルギーコントロール」を中心とした「体重管理」や「食事のバランス」など（食）生活の改善に指導ポイントがおかれ，日本糖尿病学会より発行されている「糖尿病食事療法のための食品交換表」が，食事のエネルギー量計算や食事のバランスなどを総合的に管理できる指導媒体として推奨されてきた．しかし，1型糖尿病の患者さんならびにインスリン治療中の2型糖尿病の患者さんには，単なるエネルギー量の管理や食事のバランス管理だけでは治療効果に結びつかず，特に「血糖コントロール」ができない場合も多く経験する．そこで血糖値に直接影響する食品（主に糖質）に対する管理の必要性が明らかとなり，世界各国で「カーボカウント法」が導入されている．すなわち「カーボカウント法」は，食品交換表のように「エネルギー量」や「食事のバランス」のことをまとめて指導する指導媒体ではなく，血糖値に影響する栄養素（糖質）に絞って教育・管理を行う指導方法であり，対象となる栄養素や食品がわかりやすく，実践しやすいというメリットがある．反面，外食時や市販食品に含まれる炭水化物（糖質）量を把握することに難点があり，加えて他の栄養素にも注意を払わなければ体重増加へとつながるといったことなどが指導時の注意点とされている．

　このように，「エネルギー量」や「食事のバランス」には問題が少ないものの，血糖コントロールが乱れて安定しないといった患者さんには「カーボカウント法」が有効な手段となる．ただし，摂取エネルギーを中心とした食事の量やバランスに問題がある患者さんには「食品交換表」が優れた指導媒体となり，第7版の食品交換表は血糖管理面も意識した内容が盛り込まれているので，患者さんの病態に応じて，患者さんが実践可能な指導方法や媒体を選択するときの重要なポイントと考えられる．

　さて，「カーボカウント法」を実践するにあたり，初めからすべての食品の糖質量を計算するのではなく，患者さんの理解度に応じて段階的に管理する方法が一般的である．

　「基礎カーボカウント」とよばれるレベルでは，糖質が含まれる食品を見分けること，そしてその食品に含まれる糖質の量を把握することから始める．ここでは，「食品交換表」を活用することも有用である．「応用カーボカウント」とよばれるレベルになると，血糖変動の「パターン管理」を理解することが必要となり，基礎編で覚えた，糖質の摂取量に応じてインスリン量を調整したり，運動量による調節を行うことにより，血糖管理が実践できるようになる．もちろん，糖質管理の視点だけではなく，摂取するたんぱく質や脂質によっても

JCOPY 498-12365

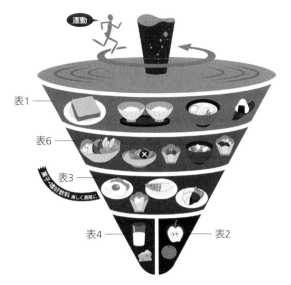

図22 「食事バランスガイド」と「食品交換表」の比較

インスリン量を調節する必要があり，その方法をマスターすることが重要となる．

　繰り返しになるがカーボカウントレベルでは，現在日本で普及している「食品交換表」と連携させて管理を行うことがメリットの大きい指導法になる．当初は，糖質を含有する「表1：主食のグループ」「表2：果物のグループ」「表4：乳製品のグループ」「調味料・嗜好品」に絞って食品交換表と「カーボカウント法」を連携させて使用することにより，結果として良好な血糖管理に結びつけることができる（図22）．また，全体管理が難しい場合は，日常生活でいつもと違う食事パターンとなる場合（外食時や補食時）だけに絞って使用することも有効な方法であり，「カーボカウント法を実践すれば，食品交換表は知らなくてもよい！」のではなく，前述したように両者をうまく連携して総合的な糖尿病療養指導につなげることが重要である．

　一方，Dose Adjustment for Normal Eating（DAFNE）の論文の中に，「カーボカウント法」による血糖コントロールは食品交換表を用いた指導と差がなく，むしろ低血糖の頻度が減少し，同時に「食事の自由度が広がった」など，患者のQOL向上も報告されている．

　このように「食品交換表か？」「カーボカウント法か？」といった二者択一的な考え方ではなく，使用する患者さんの理解度や食環境，食習慣に応じて，それぞれを使い分けることが重要である．日常の栄養指導現場で，血糖管理の一手法として「カーボカウント法」や「食品交換表」，場合によっては「食事バランスガイド」などを使い分けることが非常に大きなメリットを生むことにつながる．

〈幣 憲一郎〉

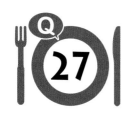

カーボカウントの歴史的背景は？

カーボカウントはアメリカで広く用いられている食事指導の方法である．わが国に導入するにあたって，その歴史的背景や日米の食生活の違いを知ることも大切なことである．

　糖尿病治療の基本である食事療法について，わが国では日本糖尿病学会から食品交換表が発行され広く利用されている．一方，アメリカでは交換表以外にもヘルシーフードチョイスやカーボカウントの本やその他料理について小冊子が数多く出版されて，食事指導にいろいろな選択肢が用意されている．カーボとはカーボハイドレイトすなわち炭水化物のこと，カウントとは数えること．したがってカーボカウントとは炭水化物の量を計ること．アメリカではよく行われているカーボカウントという指導方法がわが国でも話題になっている．

　食後高血糖が動脈硬化の危険因子であることが明らかにされてきたが，食後血糖上昇に影響するのは，炭水化物（糖質）である．したがって摂取した炭水化物の量を知ることは血糖コントロールにたいへん重要である．炭水化物を制限するという意味ではなく，炭水化物を上手に食べるための方法である．

　カーボカウントは1930年代にアメリカで提唱されたが，どちらかといえばヨーロッパ，特に英国で行われていたようである．炭水化物10gを含む食品のリストが作成されたが，炭水化物を含まないものを多く食べてしまうので成功しなかった．この経験はわが国でカーボカウントを指導する場合に重要な点であろう．その後カーボカウントによる指導法は下火になり，1950年代までは食品成分表をもとに食事内容を計算していたが，食品選択は硬直化し外食など望めないものであった．1980年代になると栄養素のバランスを考慮して，食品を栄養素やエネルギーで分類する食品交換表（food exchange list）が作成された．

　そのような流れにあってカーボカウントが再び注目を浴びるようになったきっかけは，1990年代前半に1型糖尿病を対象に行われた有名な大規模研究DCCT（Diabetes Control and Complications Trial）であった．この研究は，インスリン強化療法により，合併症が抑制されることを明らかにした．強化療法を支えるものとして食事療法が重要な役割をはたしたことはいうまでもないが，この研究の中でカーボカウントが食事指導の一つとして採用され効果を収めた．

　カーボカウントによる食事指導についての成果も報告されている．代表的なものにDAFNE（Dose Adjustment for Normal Eating）研究がある．1型糖尿病を対象にカーボカウントによる食事指導と食品交換表による指導を比較したものである．ここでは摂取した炭水化物量に応じてインスリン量を調節することが行われた．すなわちインスリン注射に合わせて食事を摂るのではなく，食事に合わせてインスリン注射をするという考え方である．この方法により交換表による指導と同じ程度の血糖コントロールが得られているが，患者に

JCOPY 498-12365

とって何より歓迎されたのは食事の自由度が広まったことと QOL の改善であった.

　その後アメリカ糖尿病学会（ADA）は 1994 年の食事療法勧告の中で, 血糖コントロールには炭水化物は質よりも量が重要であるという見解を打ち出した. これにより炭水化物の量を計算するだけのカーボカウントの関心が一層高まった. カーボカウントは, 食事指導の際エネルギーや三大栄養素すべてを一度に指導するのではなく, 炭水化物に絞って指導するので行いやすい. しかし, カーボカウントは基礎編として炭水化物を中心に指導を始めるが, 炭水化物だけ理解すればよいわけではなく, 次のステップではたんぱく質や脂肪についても指導が行われる. アメリカのカーボカウントの成書にはこのことがきちんと記載されている.

　議論が必要と考えられる点がもう一つある. 本当に炭水化物は質より量と言い切ってよいかどうかという点である. 同じ量の炭水化物でも血糖の上がりやすいものとそうでないものがあるという GI（グライセミックインデックス）, GL（グライセミックロード）という考え方がある. この考え方は単品としての食品では適応できても, 多くの食品を摂取する日常の食事においてはその差は明らかでなく, 臨床の場で応用するには限界があるように考えられてきた. しかし最近 GI を用いた臨床研究のメタアナリシスの成績が報告され, 血糖コントロールに一定の有用性が認められた. ADA も同じ量の炭水化物を食べるのであれば GI を考慮するのは有用であると, 従来と比べると GI の評価を高くしている. カーボカウントの基盤になっているのは, 血糖値に重要なのは炭水化物の質ではなく量であるという考え方である. したがって炭水化物の質については今後検証が必要であろう. また最近では食べる順序も食後血糖に影響することが明らかになってきている. 特に日本はアメリカより炭水化物の種類が豊富で, 食事が欧米化したというものの, 日本人は欧米人と比べるとやはり炭水化物が多く, 脂肪の割合は少ない. もう一つ大切な日米の食文化の違いがある. アメリカ人のための食事ガイドライン 2010 によると, アメリカ人の摂取目標を大きく下回っているものに, 全粒穀類, 野菜, 果物がある. いわば健康的炭水化物である. 逆に摂取上限を超えているものに, 脂肪と精製穀類があげられている. わが国の供給エネルギーに占める穀類の割合は以前より減少したといえ 40％程度ある. このように一般国民の食生活を背景に, アメリカではカーボカウントにより健康的な炭水化物を上手に摂取する意図があると考えてよい.

　一般のアメリカ人では全粒穀類, 野菜, 果物の摂取量が目標を下回っている状況を踏まえて, ADA 出版の "Complete Guide to Carb Counting" の巻頭言に,「この 10 年あまり炭水化物, 特に炭水化物不足が注目されている」と記載されている. カーボカウントは炭水化物を上手に摂取する方法である. わが国においても, カーボカウントが導入された頃, しばしば糖質制限と混同された. 手引きの巻頭言にあるように, カーボカウントは, 摂取する糖質を把握して食後血糖をコントロールする方法であり, 糖質制限とは明確な違いがある. 構想から出版まで少し時間がかかったが, 2017 年糖尿病学会から,「カーボカウントの手びき」,「カーボカウント指導テキスト」が発行された. 1 型糖尿病における応用カーボカウントだけでなく, 今後カーボカウントが食事療法の指導方法として定着していく道が開かれた意義をもっている.

〈津田謹輔〉

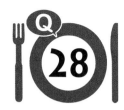

カーボカウントの理論的根拠は？

食後の血糖上昇に最も寄与する栄養素は炭水化物であり，摂取量依存的に血糖ピーク値の上昇と高血糖の遷延を認める．食事の炭水化物量の計算は追加インスリンの必要量を推定する手がかりとなる．また，たんぱく質・脂肪の摂取量や活動量，種々の要因が食後血糖に影響する．

食事中の炭水化物はブドウ糖などの単糖類に消化吸収され血中に流入する．炭水化物の約90％が食後1〜2時間以内にブドウ糖に変換され，血糖値は食後60〜90分頃に最大となることが1型糖尿病で報告されている．食後血糖のピークは炭水化物摂取が20gから80gに増えるに従い段階的に上昇するが，80g以上ではピーク値がさらに増すより血糖値の下降曲線が後ろにずれこむ[46]．また，たんぱく質や脂肪を炭水化物と一緒に摂取すると，血糖のピーク値から後の高血糖を遷延させる．たんぱく質や脂肪の血糖上昇作用は相加的である．胃通過時間が食後の血糖曲線に大きく影響する．胃内容物はエネルギー濃度依存的に一定割合（8.4kJ/分）で胃から十二指腸へ流出する．それゆえ大量の炭水化物や高脂肪食により，高血糖の応答曲線が遷延する血糖上昇が起きることになる．

炭水化物量とインスリンの関係については人工膵臓を使用した研究が行われ，食事1時間後の血糖値の検討で10gの炭水化物に対して1単位のインスリン比という直線関係が示された．個人のインスリン：炭水化物比はおおよそ直線関係と考えられ，インスリンポンプや

強化インスリン療法で追加インスリン量を推測する根拠となっているが，食事量や栄養素成分の変化，健康状態や日内変動によって流動する．

炭水化物は総量とその質も注目されている．グライセミックインデックス（GI）は健康者が炭水化物食を摂取後2時間の血糖上昇応答を順位づけするものである．ブドウ糖の経口摂取が最も大きな血糖上昇作用を示し，GI値100とする．同じ食材でも食物繊維や脂肪の多い食品と一緒に食べるとGI値が小さくなる．ブドウ糖と果糖からなる二糖類のショ糖のGI値よりポテトなどに含まれるでんぷんのGI値の方が大きい．GI値の低い食品を摂ることが血糖コントロールを改善すると期待された．食品のGI値と1食分の量を掛け合わせたグライセミックロード指標の方が炭水化物総量よりインスリン量調節に適しているという指摘もある．

食べた牛肉の窒素1gが尿に排泄されるとブドウ糖が3.5g産生される．摂取したたんぱく質の50〜60％が肝臓で脱アミノ化されブドウ糖に変換されるが，糖尿病の有無に関わらずたんぱく質のみで血糖値は上昇しないとされた[47]．2型糖尿病の検討では，脂身のない牛肉50gを食べると8時間以上経過してのブドウ糖2gが血中に放出された．水だけを飲む場合と比べ血中インスリンが3倍に増加しグルカゴンが50％増加した．インスリンがアミノ酸摂取とグリコーゲン蓄積に働き，グルカゴンが肝糖放出を促し血糖変動を相殺維持する．1型

JCOPY 498-12365

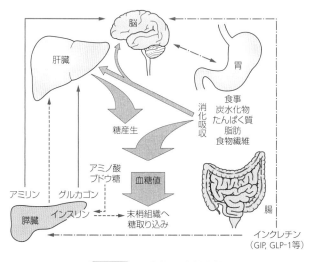

図23 食後の血糖制御

糖尿病では対照食にたんぱく質を追加していくと食後2〜5時間以上にかけて血糖上昇とインスリン必要量の増加を招く. たんぱく質摂取のみでも75g以上になると3〜5時間にかけて血糖上昇する遅延反応を示した. 絶対的インスリン欠乏にある1型糖尿病では増加したグルカゴン分泌が血糖上昇を左右するが, コルチゾール, GH, IGF-1, グレリンなどの関与も示唆されている. アミノ酸20種類のうち18種は糖新生でブドウ糖に変換され, インスリン不足になると高血糖のもとになる.

　食べる脂肪の90％以上はトリグリセリドで, 5〜15％を占めるグリセロールに分解後, さらにピルビン酸からブドウ糖合成に動員される. 脂肪酸はブドウ糖刺激によるインスリン分泌を促進したり, インスリン抵抗性に関わったりする. 脂肪摂取はCCKやグレリン, グルカゴン, GLP-1・GIPなど消化管ホルモンの分泌にも影響する. また脂肪は前述のように胃通過時間を遅らせる. 脂肪のみでは非糖尿病あるいは軽症糖尿病のインスリン分泌を刺激せず血糖値にも影響しない. 脂肪を炭水化物やたんぱく質と一緒に食べる普段の食事の際には, 血中のブドウ糖あるいはアミノ酸濃度が上昇するためにインスリン分泌を促進する（図23）. 実際にバターとポテトを一緒に食べた後4時間のインスリン分泌はポテトのみに比べて変わらないが, 血糖曲線下面積（AUC）はポテトだけと比べて約半分になった. 2型糖尿病で同じ実験を行うと, バターとポテトを食べた群とポテトだけの群の血糖AUCはほぼ同じだが, 前者でインスリン濃度AUCが45％増加した. 1型糖尿病で高脂肪食と低脂肪食を比較すると, 前者が食後血糖値とインスリン必要量を増加させた[48]. 高脂肪によりインスリン抵抗性が増すと考えられる. 非糖尿病や1型糖尿病で脂肪を加えた炭水化物食の血糖持続モニタリング（CGM）をすると, 食後初期1〜3時間低下した後遅れて長時間にわたる血糖上昇を示している.

　食後の血糖上昇に主に貢献するのは炭水化物で, 単純には総量が食後血糖に影響すると考えてよい. カーボカウントの実行で摂取量を一定に保ったり, 追加インスリン量を増減したりすることで, 食後血糖コントロールの改善が理論的には見込まれる. しかし, 食後血糖には摂取したたんぱく質・脂肪・食物繊維のみならず, 料理法や加工状態などの食材の因子, 個人の体調, 活動度, 胃通過時間, ストレスや併用薬, そして食前の血糖値やインスリン投与のタイミング, インスリン感受性, 残存インスリン濃度が作用する. 今後の研究により安全正確なインスリン必要量の計算を可能にすることが期待される. 正確なカーボカウントも重要課題だが, 10gあるいは20％までの誤差は許容範囲と考えられる. いずれにせよ, 代謝コントロールの改善と多様な食生活を両立させるために有用なカーボカウントを究め活かすには, 患者さん自身による食事や血糖のモニタリングと医療従事者による教育や協働サポートが欠かせない.

〈辻井　悟〉

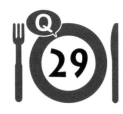

Q29 カーボカウントを導入する際の注意点は？

カーボカウントを導入する際には，"なぜカーボカウントが必要か？"という導入の意義を患者さんと共有することが大事である．そのためには，患者さんの臨床病態や疾患受容ステージなどを十分に把握した上で，カーボカウントを段階的に導入していく．

　カーボカウントは1型糖尿病だけでなく2型糖尿病などの治療にも応用が可能である．しかし，1型糖尿病の強化インスリン療法の血糖変動の安定化の目的で応用されている場合が多いのが現状である．1型糖尿病は慢性的に β 細胞破壊が進行し[49]，最終的にはインスリン分泌が限りなく"ゼロ"状態に近づく結果，血糖変動の"ブレ"が問題となる[50]．わずかな食事量や活動量の変化などによって予想外の高血糖や低血糖が頻発するようになり，患者さんは血糖変動という強い精神的ストレスを抱えることになる．カーボカウントは，この時期の患者さんにとってその後の人生を一変させてしまうほどのインパクトを有するが，その反面，医療者が初めから1型糖尿病＝カーボカウントの図式にこだわり導入を急ぐと，治療意欲を低下させてしまう場合がある．導入にあたり，カーボカウントが患者さんのさまざまなストレスを軽減し，患者さんが主体的に治療に取り組むために有用か？という視点に立ち，有用性や意義について患者さんと共有し，段階的に導入することが大事である．以下，当施設で行っている3段階のカーボカウント導入法（表13）を紹介し，概要を解説する[51]．

カーボカウント導入のファーストステップ（レベルA）

　急性発症1型糖尿病の発症直後や緩徐進行1型糖尿病でインスリン非依存状態（空腹時血清Cペプチド（CPR）＞0.6ng/mL以上を目安）の段階では，第一に疾患やインスリン治療の受け入れを促すことを優先する．基礎カーボカウントの導入段階として，主に血糖上昇に影響する食品（炭水化物を多く含む食品）を理解するための指導を行う．インスリン療法は，2型糖尿病の患者さんのインスリン導入に準じた医師主体のインスリン量の調整で治療可能な場合は，しばらくは医師が単位を決定する．ピットフォールは，一部の患者さんで体重増加や高血糖を嫌い極端な糖質制限を行い，炭水化物を含まない食品が健康的であると誤解するケースである．摂取カロリーや特定の栄養素を極端に制限することがないよう栄養アセスメントを細かく行う．医療者はCGM（持続グルコース測定）や自己血糖測定記録などの結果を確認し，高血糖，低血糖の原因について患者さんの考えを傾聴し，必要な情報を提供していくことが大事である．

カーボカウント導入のセカンドステップ（レベルB）

　急性発症1型糖尿病で発症後1年が経過する時期や，緩徐進行1型糖尿病がインスリン

JCOPY 498-12365

表13　レベル別カーボカウント指導プラン（長崎大学病院　栄養管理室）

指導レベル	治療目標と対象の目安	注意点と指導内容
レベルA	疾患の受け入れを促す　〈対象〉急性発症；発症直後からしばらくの間　緩徐進行；インスリン非依存状態（空腹時血清CPR 0.6ng/mL 以上）	極端な糖質制限に注意！　・基礎カーボカウントの導入；　⇒ 糖質を多く含む食品の理解　・2 型糖尿病のインスリン導入に準ずる
レベルB	患者主体のインスリン調整へ　〈対象〉急性発症；発症後1 年前後経過して　緩徐進行；インスリン依存状態への進展期（空腹時血清CPR 0.6 ng/mL 前後）	主食の管理をおろそかにしない！　・基礎カーボカウントの強化；　⇒ 3 食の糖質量をできるだけ均等に　・補正用インスリンを指導する
レベルC	食事量と血糖値からインスリンを決定する　〈対象〉インスリン分泌"ゼロ"状態（血清CPR 0.3ng/mL 未満前後）	計算至上主義に陥らない　・応用カーボカウントの強化；　⇒ 間食や副食の糖質を計算する　・糖質用インスリンを指導する　・患者の見計らいを尊重する

依存状態（空腹時血清 CPR ＜ 0.6ng/mL を目安）に達すると，患者さんが予想外の高血糖，低血糖を訴えるようになる．この段階では，基礎カーボカウントの指導をさらに強化する．3 食の糖質量をできるだけ均等にするために「朝は食パン1 枚，昼，夕はご飯150g」などの日常の主食の情報をもとにその糖質量を把握し，主食を3 食できるだけ一定に摂取することを推奨する．主食の変化を希望する場合は，ほぼ同じ糖質量の複数の主食メニューを提供し，交換していくことに挑戦してもらう．また，応用カーボカウントの導入段階として，まずは補正用インスリンの指導を行い，患者さん主体によるインスリン調整の受け入れをサポートする．自分自身の判断でインスリン量を調整した結果，血糖が安定することを実感してもらうことが重要となる．医療者は，患者さんが記録した血糖値とインスリン単位をもとに，糖質／インスリン比（インスリン／カーボ比）を算出する．

カーボカウント導入の最終ステップ（レベル C）

1 型糖尿病の発症形式によらずインスリン分泌能が"ゼロ状態"に近づくと，わずかな主食量の変化や間食摂取などにより思わぬ高血糖や予想外の低血糖を生じるため，患者さんは強い精神的ストレスにさらされる．一方で多くの患者さんは食事内容と血糖変動の関係を理解するようになり，自分で糖質用インスリン量をある程度"見計らう"ことできるようになる．この時期がまさに応用カーボカウントを本格的に導入する時期と考える．ピットフォールは，医療者が計算至上主義に偏るケースである．応用カーボカウントでは，計算上のインスリン単位と患者さん自身の"見計らい"による単位がしばしば異なる．実は医療者にとって，これは臨床上では重要な情報であり，あらかじめ設定した糖質インスリン比やインスリン効果値のずれがないか確認しその修正や調整を行ったり，患者さんなりの経験上の知恵を共有することでより良好な血糖コントロールにつながる．しかし，患者さんの見計らいを無視し計算を優先すると，患者さんとの信頼関係を崩す要因となることもあり注意が必要である．患者さんのストレスを軽減し主体的な治療への取り組みを促進させるという，カーボカウントの意義を念頭に，患者さんの"見計らい"を可能な限り尊重していく．

〈阿比留教生〉

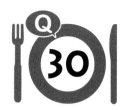

アメリカのカーボカウントの現状は？

現在のアメリカでは，カーボカウントは標準的な糖尿病食事療法として浸透している．
1994年のアメリカ糖尿病協会（ADA）による，栄養療法の方針転換の発表を境目に，カーボカウントは広く普及するようになった．アメリカ栄養学会（Academy of Nutrition and Dietetics：AND）による糖尿病食事療法の教材はカーボカウントがメインである．それ以前は，1950年代から使われている「Food Exchanging Lists」が使用されていた．この「Food Exchanging Lists」は，現在日本で浸透している食品交換表のベースとなった食事療法である．糖尿病の標準的な食事療法は，1994年に食品交換表からカーボカウントに移行したが，その後長期にわたって，登録栄養士（RD）の養成校での教育内容や臨床現場での栄養教材で食品交換表の名残がみられた．2020年のANDの栄養教材のサンプル献立には，食品交換表を使用している人への配慮とみられる，炭水化物，たんぱく質，脂質の単位が表記されていたが，2022年現在，食品交換表が完全に姿を消した印象を受けている．

　アメリカでは，食品の量を表す際，計量カップの使用が日常的に浸透している．食品の栄養成分表や料理本でも，量は重さではなく，ヨーグルト1/2カップ，小麦粉1カップなど，計量カップを用いることが多い．カーボカウントも例外ではなく計量カップを使用し，ジャガイモの場合なら1サービングの炭水化物は1/2カップ分と表す．1サービングの炭水化物は15gと定義されている．アメリカでは，炭水化物のサービングサイズが定められていること，栄養成分表の表示が義務付けられていること，計量カップによる量の表示が日常的であることなど，カーボカウントが浸透しやすい要素が揃っていたように思われる．カーボカウントは食品交換表と比して簡単に使え，年齢や性別に関係なく実践しやすい．以前参加した子ども向けの糖尿病キャンプの食事では，大人が配膳するのではなく，ビュッフェスタイルで，6～12歳の子どもたちが炭水化物量を自ら確認し，食事を皿に取り分け，必要なインスリン量を求めていた．年齢に関わらず，料理をしない人や外食をする人が多い印象のアメリカでは，誰にでも使いやすいカーボカウントが浸透しやすかったと考えられる．

　1980年代のヘルスケアの変革で，糖尿病の教育や管理を目的とした入院は行われなくなった．健康診断などで糖尿病が発覚した場合，糖尿病管理に必要な総合的な教育を外来で受ける．個人とグループのクラスがあり，患者はニーズに合わせて選択することができる．食事療法のクラスは数回に分けて受講されることが多い．その後は，血糖値が不安定な場合，糖尿病の薬やインスリンに変更があった場合などに，RDに相談することもある．外来では，ライフスタイルなども考慮した指導が時間をかけて行われるので，栄養指導（nutrition instruction）より，栄養教育（nutrition education）や栄養相談（nutrition counseling）とよぶ方が適していると思われる．外来で糖尿病を専門とするRDの多くは，CDE（認定糖尿病教育士）という専門資格を有する．この資格の保持者は，インスリンの投与量などを変更できる．カーボカウントと深く関係のあるインスリンの変更をCDEが行うのは理にかなって

JCOPY 498-12365

いる．他の病気や怪我で入院中に糖尿病が発覚する場合も多い．アメリカの病院では症状が安定すればすぐに退院となるため，入院中に十分な情報を伝えるのは難しい．入院専門 RD の役割は，基礎的なカーボカウント知識の提供や，継続的な糖尿病管理の大切さ，退院後に外来でカーボカウントを学ぶ重要性を伝えることである．病院ではカーボカウントに関する資料が準備されており，炭水化物と血糖値の関係，炭水化物が多く含まれる食品，サンプル献立，バランスのとれた栄養摂取の重要性などが記載されている．入院専門 RD はこのような資料を用いて，患者が外来にいくまでに必要なサバイバル的な知識の提供を行う．

炭水化物量が調整できる病院での食事管理が普及している．筆者が勤務していた大型病院でも，患者さんが受け取る食事箋に，料理ごとのカーボ数が表示されていた．カーボ数を確認しながら食事をすることは，よい経験につながるのではないだろうか．糖尿病患者さんの食事は，1 日の炭水化物量は 180 〜 225g，エネルギー量は 1,800 〜 2,200kcal が平均的である．炭水化物は 1 日の食事を通して偏りがないように提供される．アメリカの多くの急性期病院では患者さんがメニューから料理を選ぶシステム（Room Service）が浸透している．ホテルと同様で，電話で注文し 30 分以内を目処に料理が病室に届くスタイルである．メニューにはカーボ数も表示されており，患者さんは食事を注文する際に必然的にカーボ数を意識することになる．患者さんから注文を受けるのはダイエットレプである．ダイエットレプは基本的に配膳係で栄養知識に乏しい場合もあるが，患者さんが一定のカーボ数の範囲を超す場合は，コンピューターがオーダーを拒否するシステムになっている．実際に患者さんが自分で料理を注文するアメリカの給食システムは，RD が糖尿病の栄養教育を行う際にとても役立つシステムであると感じている．私ごとではあるが，引っ越しを機に田舎街の小病院の臨床栄養士となった．ここでは Room Service はなく選択メニューである．ちなみに糖尿病食は全米的に「Consistent Carbohydate Diet」とよばれ，その名称通り，一定量の炭水化物を毎食提供するものである．

2010 年頃より，カーボカウントより簡易な「Plate Method（プレート法）」が ADA などに支持され普及してきた．炭水化物量を実際に数えずに炭水化物をコントロールするものであり，厳格なインスリン管理の必要がない人あるいは望まない人にとって，優れた方法だと感じている．基本的に頭の中で食事をイメージし，その 1/2 は炭水化物をあまり含まない食べ物（主に野菜），1/4 量は炭水化物の多い食べ物（穀類，豆など），1/4 量はたんぱく質（肉，魚など）を描き，これに果物と乳製品を好みで追加する．こうすることで，自然にバランスのよい食事と炭水化物の管理を促すことができる．しかしその後，ADA による 2019 年版栄養療法コンセンサスで，特定の栄養素比率を推奨せず，一定の食事パターンを設けないというスタンスへ一時期移行し，プレート法が影を薄めた．食事の自由度の向上，他の疾患の予防・改善が期待できる理想的な方針であるが，栄養知識の乏しい人，料理や食事にお金・時間をかける余裕や関心の薄い層にどう影響するのか，心配な内容であった．やっぱり，と言ってはなんだが，2020 年に Plate Method が「Diabetes Plate Method（糖尿病プレート法）」として戻ってきた．さらに2021 年には AND のカーボカウント栄養教材が大幅に改善され，現場で使いやすいものとなった．現場の臨床栄養士としては，糖尿病プレート法と改善されたカーボカウント教材を使えるので栄養教育がやりやすくなった．これからも糖尿病管理の動向に注目したい．

〈一政晶子〉

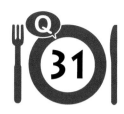

Q31 カーボカウントを教えると太りすぎないの？

一般的に体重増加を懸念されているのは応用カーボカウントである．応用カーボカウントでも過剰なエネルギー摂取を避け，栄養素の偏りを防ぐ考え方を取り入れながらカーボカウントを行うことで体重増加は予防できる．最近では応用カーボカウントを利用し体重を減らす指導も試みられている．

　カーボカウントには，基礎カーボカウントと応用カーボカウントがある．基礎カーボカウントの主な対象は2型糖尿病やインスリン投与量を固定し治療を行っている患者さんで，食事中の糖質量を毎食一定にして食後高血糖の是正や血糖コントロールの改善を図るもので，定められた糖質量が適切であれば，体重の増加は起こらない．

　1型糖尿病，あるいは強化インスリン療法中の2型糖尿病の患者さんを対象に行われる応用カーボカウントは，摂取糖質量に応じて投与インスリン量を調節することで，比較的自由な食生活と良好な血糖コントロールを両立させるのに有用とされている[52]．糖質量や総エネルギー量が過剰になり，体重の増加につながることを懸念する声があるが，本邦での，小児1型糖尿病患者を対象とし，発症時から応用カーボカウントを導入した群と食品交換表を指導した2群間で12カ月までの体重を比較した研究では，両群に有意な差は認めなかったことが報告されている[53]．また，海外におけるメタ解析においても，応用カーボカウントによる明らかな体重増加は認めなかったことが報告されている[54]．

　しかし，筆者は応用カーボカウントを導入することで極端な体重増加をきたした症例を経験している．その患者さんは，罹病歴の長い1型糖尿病の患者さんであり，発症時に食品交換表の指導を受け，食事制限に苦しみ，その反動からと考えられる過食や拒食などの食行動異常を認めていた．1型糖尿病では，摂食障害が13.5％，食行動異常が26.0％存在することが報告されている[55]．この患者さんに応用カーボカウントを導入したところ，血糖コントロールは改善し，本人からも食事制限のストレスから解放された喜びの声を聞くことができたが，その後も過食傾向はおさまらず，結果として極端な体重増加をきたしてしまった．本症例では，発症当初から応用カーボカウントを導入し比較的自由な食生活を送ることができていれば，食行動異常の発症を回避し，その後の体重増加もきたしていなかった可能性がある．

　食事制限を受けていない健常者が必ずしも肥満をきたすわけではないことと同様に，応用カーボカウントの指導を受けた糖尿病患者さんみなが体重増加をきたすわけではない．従来の糖尿病食事療法の，過剰なエネルギー摂取を避け，栄養素の偏りを防ぐ考え方を取り入れ

ながら応用カーボカウントを行うことで，体重増加を防ぐことは十分可能であり，むしろ，症例によっては，厳格な食事制限を一因とした食行動異常やそれに伴う体重増加を防ぐことにつながる可能性がある．また最近では，体重が増えすぎてしまった場合に，応用カーボカウントを利用し「食事量を減らしたときに，その減少量に応じてインスリン投与量も減量する」ことで体重を減らす指導（減らす応用カーボカウント）も試みられている[56]．

我々糖尿病医療提供者は，種々の治療法・指導法の中からその患者さんにあわせて治療を選択し，またそれらを組み合わせることで，患者さんの心理的な負担をなるべく軽減することを心がけながら適切な血糖コントロールや体重の管理を行う必要があり，また，それは十分に可能であると考える．

〈加藤　研〉

糖尿病教育入院中における カーボカウントとは？

入院中は食事の栄養成分表をみながら，インスリン量を自分で決定してもらう．isCGM（FreeStyle リブレ®）などで血糖変動を確認しながら，炭水化物量に対するインスリン量が合っているか確認をする．

　当科に血糖コントロール目的に入院した患者さんで，カーボカウントの指導をする場合は professional CGM（ipro2®，FreeStyle リブレプロ®）を使用し，血糖変動を 24 時間確認できるようにしている．病院食の栄養成分表を確認しながら，患者さんと医療者でインスリン / カーボ比，カーボ / インスリン比を使用して，インスリン注射量を決め，その後の血糖変動に振り返りを行っている．また，3 食以外にもおやつなど食べたいものをコンビニなどで購入し，間食テストを行うこともある（図 24）．

インスリン量の指導方法

　血糖値 200mg/dL 以上の高血糖が持続しておりインスリン量が定まらない場合は，インスリン / カーボ比，カーボ / インスリン比も定まらないため，医療者側で指定したインスリン量で打ってもらう．空腹時血糖が 100 〜 200mg/dL 程度に落ち着いた段階でカーボカウントの指導を行う．

①患者さんに炭水化物，脂質，たんぱく質がどのようなものか，それぞれの成分による血糖上昇速度の違いや，使用しているインスリンの作用時間を説明する．

②食事は栄養成分表から，おやつは成分表示により炭水化物量を確認してもらう．

③インスリン / カーボ比，カーボ / インスリン比を算出し，炭水化物量からインスリン量を計算し，患者さんと医療者で何単位のインスリンを打つか決定する．

④食前に血糖を測定し，③で決めたインスリン量を打つ．食前血糖値が高い場合は，インスリン効果値により補正インスリンを算出し，追加インスリン量を患者さんと医療者で話し合って決める．

⑤食事やおやつを食べ，2 時間後の血糖値を CGM もしくは血糖測定器で確認し，実際の血糖値の変動と，炭水化物量とインスリン量が合っていたか振り返る．

〈カーボ / インスリン比〉

$500 ÷ (8 + 8 + 10 + 20) ≒ 10.9$

〈インスリン / カーボ比〉

$(8 + 8 + 10 + 20) ÷ 50 = 0.92$

※ 1：クッキーを食べる場合のインスリンは，

$20.6 ÷ 10 = 2.06$ カーボ

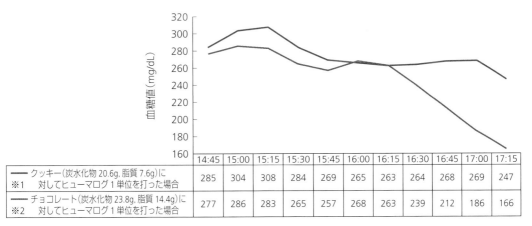

	14:45	15:00	15:15	15:30	15:45	16:00	16:15	16:30	16:45	17:00	17:15
クッキー(炭水化物 20.6g, 脂質 7.6g)に ※1 対してヒューマログ 1 単位を打った場合	285	304	308	284	269	265	263	264	268	269	247
チョコレート(炭水化物 23.8g, 脂質 14.4g)に ※2 対してヒューマログ 1 単位を打った場合	277	286	283	265	257	268	263	239	212	186	166

図24 15 時に間食を食べたときの血糖変動記録（CGM）
超速効型インスリン（朝 8・昼 8・夕 10 単位），持効型溶解インスリン（夕 20 単位）の患者の場合.

2.06 カーボ× 0.92 = 1.89 単位≒ 2 単位

20.6 ÷ 10.9 = 1.89 単位= 2 単位

クッキーを食べるには 2 単位打てばよいが，初回の間食テストであり，少なめに超速効型インスリンを 1 単位打ったところ，食後血糖は 269mg/dL であった.

※ 2: チョコレートを食べる場合のインスリンは，

23.8 ÷ 10 = 2.38 カーボ

2.38 カーボ× 0.92 = 2.19 単位≒ 2 単位

23.8 ÷ 10.9 = 2.19 単位≒ 2 単位

チョコレート 23.8g を摂取する際に必要なインスリン量は 2 単位である. 1 回目の間食テストを参考にしてインスリン投与数を考えると，食前血糖が 286mg/dL と高かったため多めにインスリンを打つこととした. 超速効型インスリンを 3 単位打ち，2 時間後の血糖は 186mg/dL であった. この例のように複数回の間食テストで色々なおやつを食べて繰り返すことで退院後の血糖コントロールの仕方を学んでもらう. 食後高血糖になった場合はなぜ高血糖になったかを振り返り，インスリン / カーボ比の見直しも検討する. 入院中のカーボカウントの指導は，実際に患者さんが食べたいものや普段食べているものなどを持ち込んでもらうことが多い. 普段食べているものを食べることで，退院後に食事やおやつを食べたときの血糖変動をイメージする上で非常に役立っている. 患者さんが血糖変動に対して疑問に感じる点や，単位数を迷っている場合は，医療者側からアドバイスすることもある. 患者さんが決めた単位数でうまく血糖コントロールができたときの喜びや成功体験が，退院後の血糖コントロールのモチベーションにつながることも多いため，インスリン量の設定は最初は必ず医療者側から問いかけて患者さんに決めてもらうようにしている. 入院中のカーボカウント指導は退院後の実践に向けて，非常に重要である.

〈滝田美夏子　三浦順之助〉

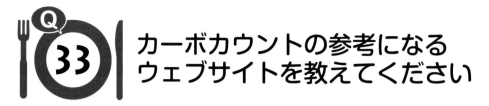

カーボカウントの参考になる
ウェブサイトを教えてください

「カーボカウント＋基本」「カーボカウント＋インスリン調節」などのキーワードで検索すると，知りたい有用な情報を提供してくれるウェブサイトがヒットする可能性が高くなる．糖質の量を知りたいときは「店やコンビニ名＋食品名＋糖質」と検索するとよい．

　外来でカーボカウントの指導を行っていると，「カーボカウントの参考になるウェブサイトがあれば教えてください．」と質問されることがある．Google などの検索サイトで「カーボカウント」や「糖質」というキーワードで検索すると，色々なウェブサイトがヒットする．最新の情報が提供されているものもあれば，現在ではエビデンスレベルが低い，あるいは誤っている古い情報が消されずにそのまま掲載されているサイトもある．その中から，自分にあったウェブサイトを探すのは意外と大変である．それでは，どのようにして，自分にあったウェブサイトを検索すればよいのであろうか．カーボカウントについて知りたい情報は糖尿病をもつ人によって異なる（表 14）．まずは，自分が何を探したいのかを明確にする．カーボカウントの基本について詳しく知りたい人もいれば，今から食べる食品の糖質量を知りたい人もいる．なかには，糖質量に合わせたインスリンの調整法を知りたい人もいる[57,58]．これらの知りたい目的によって検索するキーワードが異なる（図 25）．そうしないと，糖質制限や低糖質食品の販売などのウェブサイトに誘導されることになる．

適切なキーワードの選択

　例えば，「カーボカウントの基本」について知りたければ，「カーボカウント＋基本」で検索してみる．そうすると，「カーボカウントとは？」（大阪医療センター）などの医療機関，

表 14　カーボカウント習得に役立つウェブサイトの探し方

分類	参考となるウェブサイト，検索のためのキーワード
医療機関	「カーボカウントとは？」（大阪医療センター） https://osaka.hosp.go.jp/department/nss/sidou/kabocount/toha/index.html など．「カーボカウント＋医療機関」で検索
医薬品・ 医療機器企業	「はじめてみよう！カーボカウント」（Medtronic） https://www.medtronic-dm.jp/study/theme/carbohydrate-counting/what-is-carbohydrate-counting/ カーボカウントの解説と実践（MSD） https://www.dminfo.jp/lifesupport/carbcount.xhtml
文部科学省	食品成分データベース（文部科学省） https://fooddb.mext.go.jp/
レストラン コンビニなど	「店やコンビニ名＋食品名＋糖質」で検索

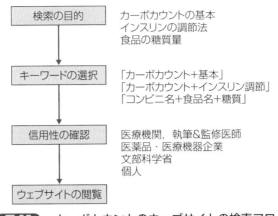

図25 カーボカウントのウェブサイトの検索フロー

「カーボカウントの解説と実践」（MSD）などの医薬品・医療機器メーカーなどがヒットする．医療機関や医薬品・医療機器メーカーが提供するウェブサイトは最新情報が網羅されており，信用性が高い．それに対して個人が運営しているサイトの中には怪しい情報を提供しているものもある．また，「カーボカウントを用いたインスリン調節法」を知りたいなら「カーボカウント＋インスリン調節」などのキーワードで検索してみる．そうすると，ICR や CF などインスリン調整に必要な用語の解説も詳しく載っている．

　もし，今から食べる食事や食品の糖質量が知りたければ，コンビニ，レストランや食品企業の公式サイトが役立つ．最近では，エネルギーだけでなく，糖質量も記載されるようになってきた．「店の名前＋メニュー＋糖質」で検索してみる．「コンビニ名＋糖質」だけにすると，低糖質や糖質オフの食品の宣伝ばかり出てくるので注意が必要である．最新の食品成分表は「日本食品標準成分表 2020 年版（八訂）」である．食材を利用して自分で料理する人なら，文部科学省の食品成分データベースの信頼性は高い．

ウェブサイトの信用性の確認

　そのサイトを運営しているのが 1 型糖尿病やカーボカウント指導の経験が多い医療機関であるか，医薬品や医療機器を扱う企業か，個人や患者であるかなど執筆者や監修者を確認する．できるだけたくさんの糖尿病をもつ人のカーボカウント指導にあたっている先生のサイトがよい．糖尿病をもつ人が運営しているサイトでは，エビデンスではなく，個人的な経験を参考にしている．そのため，極端な意見や方法を試している場合もあるので注意が必要である．しかし，同じ病気で悩む人の意見や方法を読むことは糖尿病の療養に多いに役立つことは多い．自分と同じ境遇や目標としたいロールモデルをみつけることが大切である．最近では YouTube，Facebook，Twitter などで積極的に発信している人も多い．YouTube でも「糖質」ではなく，「カーボカウント」で検索するとよい．さらに，「カーボカウント＋医師」で検索すると，1 型糖尿病診療に携わる医師の YouTube にヒットする．

〈坂根直樹〉

糖質制限とカーボカウントの違いは？

糖質制限もカーボカウントも，食後血糖を上昇させる栄養素として糖質に注目する点では似通っている．しかし，糖質制限は糖質摂取量を削減して食後高血糖から代謝状態を改善させる食事法であり，カーボカウントは一般には糖質摂取量に応じてインスリン投与量を変更する血糖管理法であり，両者は異なるものである．

　糖質制限とは，糖質摂取を制限することにより食後の血糖上昇を抑制し，高血糖，高インスリン血症，肥満，脂質異常症，高血圧の改善を期待する食事法である．ここ数回のアメリカ糖尿病学会の食事療法についての勧告・報告をみると，糖質制限食に対するスタンスが180度転換しており，やるべきでない（2006年）→1年までやってよいが，脂質異常症や腎機能に留意すべき（2008年）→第一選択肢の一つである（2013年）→最もエビデンスのある食事法である（2019年）[59]と変化してきた．すなわち，糖質制限食は今や世界的には唯一無二の第一選択の糖尿病食事法である．その有効性の機序を，ハーバード大学のLudwigらは図26の糖質-インスリンモデルに示しており，糖質摂取過剰を抑制することが血糖値スパイクを予防し，結果，エネルギー摂取過剰も予防できることがわかる．問題は，糖質制限食の定義をどのように定めるかであるが，日本人を対象にした最初の無作為比較試験である我々の研究では，1食の糖質量を20～40g，1日の糖質量を（間食での糖質10gを合わせて）70～130gにする緩やかな糖質制限（ロカボ®と呼称している）を採用しており[60]，この方法がわが国では一般化しつつある．一方，糖質エネルギー比率40％以下をもって糖質制限食と呼称することもあるが，これは複数の臨床研究をまとめて分析をする際，総エネルギー摂取が異なる複数の民

エネルギー出納バランスモデル

食べ過ぎ（エネルギー摂取過剰）→肥満→インスリン抵抗性→高インスリン血症→高血糖

糖質-インスリンモデル

糖質摂取過剰→食後高血糖→高インスリン血症（遅延過剰型）→肥満→食べ過ぎ（エネルギー摂取過剰）

高インスリン血症（遅延過剰型）→反応性低血糖→飢餓感→食べ過ぎ（エネルギー摂取過剰）

図26　エネルギー出納バランスモデルと糖質-インスリンモデル
（JAMA Intern Med. 2018; 178: 1098-103 より改変）

かつての肥満発症モデルであるエネルギー出納バランスモデルでは肥満によるインスリン抵抗性が生じない限りは高血糖にならないはずであるが，日本人では非肥満の2型糖尿病患者が多数おり，この現象を説明できない．また，肥満合併糖尿病患者が肥満を解消しても高血糖を是正できないという現象も説明できない．一方，ハーバード大のLudwigらが提唱した糖質-インスリンモデルでは，食後高血糖の際の高インスリン血症が，肥満やエネルギー過剰摂取を生むとしており，上記の現象の説明が可能となる．

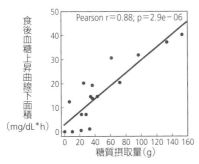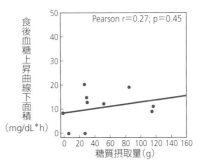

図27 健常者における糖質摂取量と食後血糖上昇との関係性の個体差
（Am J Clin Nutr. 2019; 110: 63-75 より）

アメリカ人297名全体において糖質摂取量と食後血糖上昇との関係性は相関係数でR = 0.395であり，エネルギー摂取量と食後血糖上昇との関係性（R = 0.336）より強い．しかし，左図のようにr = 0.88で強く相関関係を示す個体もあれば，右図のように有意な相関関係を示さない個体もある．

族での共通の糖質制限食の定義をするために採用された，研究のための定義法である．現実的には，毎食ごとの総エネルギー摂取量を把握すること自体が不可能であるため，糖質エネルギー比率で定義した糖質制限食も実際の臨床現場では指導不可能である．なお，極端な糖質制限食については，アメリカ糖尿病学会では緩やかであっても極端であっても糖質制限食は有効な食事法であるとして扱っているが[59]，これまでわが国で盲目的に採用されてきた極端なエネルギー制限食と同様，リバウンドの問題を抱えていることを指摘せざるを得ない[61]．

　一方，カーボカウントを応用カーボカウントに限定すれば，1型糖尿病のため食事ごとの糖質量に応じたインスリン注射量の調整法として，すでに確立された治療法である．実際，アメリカ糖尿病学会の「Carbohydrate Counting」の説明[62]にも，「血糖管理のための数多くの食事法の一つであり，ほとんどの場合1日2回以上のインスリン注射をしている患者によって用いられる」「食事中の糖質量を求め，インスリン注射量を適合させる」と記述されている．ただわが国では，2型糖尿病の患者さんが糖質量を固定化する食事法をもって基礎カーボカウントと呼称することがある．その意味ではロカボ®も1食の糖質量を20～40gとしているので，言ってみれば基礎カーボカウントの一種である．しかし，1食の糖質量を100gに固定すれば，それ単独で血糖管理ができるわけはない．あるいは，75gブドウ糖負荷試験に用いられるトレランG®は確実に糖質をカウントしている飲料であるが，それを飲むことが何かの治療になるわけではない．実際，2022年1月17日時点でPubMedを対象に"carbohydrate-counting" AND "type 2 diabetes" AND "Rondomized Controlled Trial"［PT］でヒットする8本の無作為比較試験の中で，基礎カーボカウントの概念に合致する食事法のみを介入群として扱っている論文は1本しかない[63]．すなわち，基礎カーボカウントは世界的には未確立の食事法である．ことによると基礎カーボカウントは投薬量の安定化には有用かもしれない．しかし，健常者ですら糖質摂取量に対する食後血糖上昇は個体差が大きいことが知られており（図27）[64]，1型糖尿病より2型糖尿病の方が応用カーボカウントへの反応の個体差が大きいとする論文もある[65]．そうした意味では，摂取量をカウントするだけではなく，やはり糖質摂取に制限をかけてこそ糖尿病の食事法となるのだと筆者は考えている．

〈山田　悟〉

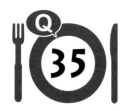

栄養バランスにも配慮しながら炭水化物をコントロールできるツールは？

ヘルシープレートは，肥満を伴う2型糖尿病や，メタボリックシンドロームなどの完全に，日本で初めて考案され，開発，研究，商品化されたポーションコントロールプレートである．

日本初ポーションコントロールプレートがヘルシープレートである

　肥満や，メタボリックシンドロームなどの改善にポーションコントロールプレートが有用とされ，欧米諸国ではそれぞれの国の食習慣に合わせたプレートの開発が進められてきた．同時に，炭水化物の摂取量に対する論議も話題となっていた．米を主食とし，炭水化物60％を目標値としていたわが国において，日本人に合うポーションコントロールプレートの開発はされていなかった．そこで極端な糖質制限を避け，栄養バランスもとれる和製ポーションコントロール（簡単カーボコントロール法）の研究が2010年から始まった．

- •「のせて食べるだけ」で自分に合った食事療法ができる．
- •「面倒な計算と計量が不要」：イラストに合わせて盛り付けるだけ．
- •「期間限定3カ月」：お腹も慣れるし，野菜たっぷりの食習慣も身につく．
- •「何と言ってもデータが変わる」：エビデンス（科学的根拠）が多数あり．

　ヘルシープレートを用いた減量法は，血糖値やメタボ指数の改善などのエビデンス（科学的根拠）が報告され，効果と安全性が確認されている．5年間の研究の結果誕生したのが「ヘルシープレート®」である．

ヘルシープレートの特徴

　ヘルシープレートの特徴は，食品交換表の「エネルギーとバランスを整える」知恵と，ポーションサイズ（器の容積）でご飯の量（炭水化物）をコントロールし，血糖や体重の改善をしやすくするというところにある．活用の仕方で炭水化物を40〜50％程度に抑えた簡単カーボコントロール法，60％の和食バランス食，そして主食に低たんぱく食を用いることで，腎機能が低下してからの低たんぱく食にまで広く応用できる工夫がなされている（図28）．ご飯の量は盛り付け方で個別対応が可能となっている．ダイエット食用では，摺り切り1杯が50g，二倍盛りで100g．バランス食用では，摺り切り1杯150g，盛り上げることで〜200g，250g（1〜5単位）まで変化が可能．また肉や魚のイラスト部分は，盛り付けすぎないように気をつけることで，たんぱく質の過剰摂取を防ぎ，野菜の部分は2つの容器で200gは摂取可能になっている．野菜の量が多いことが満腹感の助長，血糖値，体重管理に役立っている．

JCOPY 498-12365

ヘルシープレート
ダイエット食用

ヘルシープレート
バランス食用

ヘルシープレート
無地　自由活用

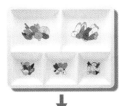
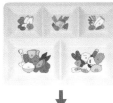
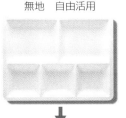

↓ 420kcal

↓ 530kcal

↓ 650kcal　たんぱく質 10g

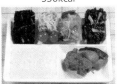
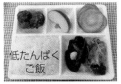

炭水化物 50%
カーボコントロール

炭水化物 60%
標準和食タイプ

低たんぱく食
応用

炭水化物を 40 〜 50%程度
に抑えた簡単カーボコント
ロールから 60%の和食バ
ランス食，低たんぱく食に
まで広く応用ができる

図 28　ヘルシープレート活用法

〔写真提供　ヘルシープレート：（株）HPYK，フードモデル：（株）いわさき〕

　食事改善の必要性をわかっているけれどできない人には簡単なツールが必要であり，そのような対象者向けとして，提供されているのが「ヘルシープレート®」である．

成功の鍵は行動療法を取り入れているから

　ヘルシープレートは3つの行動療法を取り入れ，2〜3カ月かけて実施するので無理がない．
①刺激統制法：行動のきっかけとなるイラストで刺激を変え，行動を調整する．
②オペラント学習法：体重や検査値の改善がご褒美となる．
③再発防止訓練法：再発時の対処法をあらかじめ決めておくと，リバウンドが予防できる．
　この場合ヘルシープレートの再利用が対処法である．

　導入は基本タイプを用い，1〜2週間は間食やアルコールを控えることもしっかり併用すると短期間で効果を得られるので自信をつけることができる．プレート食で満腹感が得られるため，無理なく進めることが成功の鍵となっている．

現場の活用法はいろいろ

　企業の社員向けメタボ対策に，コンビニ弁当と野菜を用意しておき，ヘルシープレートに盛り付けなおす体験型学習「食べて，見て，感じるワーク」ができる．
　小学生から高齢者まで，健康バランス食の学習に手軽にできる料理を並べてのバイキング教室もいい．フードモデルを用いてイメージを伝えることも可能である．個人の体格，疾患の状態に合わせてオーダーメイドの活用に役立てることができる．

〈山内惠子〉

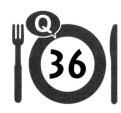

Q 36 グライセミックインデックスとは？

グライセミックインデックス（glycemic index: GI）とは糖質を含む食品を摂取した後の血糖値の上昇の程度を表した数値である．同じ糖質量の食品を比較した場合，GI が高ければ食後血糖値が上昇しやすい食品であり，GI が低ければ食後血糖値が上昇しにくい食品である．

　平均血糖値を反映する HbA1c 値が同じであっても食後の血糖上昇幅が大きい患者さんほど心血管イベントの発生リスクが高くなることが知られている[66]．食後の血糖上昇幅を小さくするために食事に含まれる糖質量だけでなく，GI の低い食品を組み合わせることにも気を配って食事を摂ることが糖尿病の合併症の予防や進展を遅らせることにつながる．よって，主食をはじめ日常摂取する頻度の高い食品の GI を知っておくことは大切である．

　食品の GI は，50g のブドウ糖を摂取後の時間経過における血糖値を測定し，120 分までの血糖上昇曲線を描き，その曲線下面積（IAUC）を 100 とした場合に比較して 50g の糖質を含む食品の血糖上昇曲線下面積を相対値として算出する（図 29）．国際的な基準食をブドウ糖もしくは白パンとし，国内においては米飯を基準食として GI を算出している[67]．

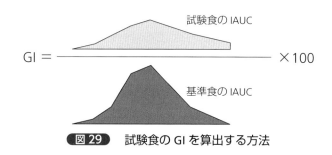

図 29　試験食の GI を算出する方法

　ブドウ糖を基準食とした場合，GI が 70 以上を高 GI，56 ～ 69 を中 GI，55 以下を低 GI に分類する．国内の食品に関して GI のデータは十分に蓄積されていないので，さまざまな食品の GI を知るにはシドニー大学の Web サイト（https://www.glycemicindex.com/）を利用して検索すると便利である．その際に食品の種類や産地，調理法にも注意してほしい．炊飯した米を例にとると，インディカ米＜うるち米＜もち米の順で高 GI となる．これはアミロースよりも消化を受けやすいアミロペクチンの含有率が高くなるためである．同じ種類の米であっても粥状にした方が消化吸収が速くなり GI は高くなる．一方，おにぎりのように冷えた米飯では難消化性でんぷんの含量が増えることによって GI が低くなる．また，玄米であればたんぱく質，脂質および食物繊維の含有率が上がることによって GI が低くなるので，精白度によっても食品の GI は変化する．

JCOPY 498-12365

主食となる米飯，白パン，ジャガイモは高 GI 食品（GI は 73, 75, 78）[68] に分類され，イモ類以外の野菜は低 GI のものが多く，葉物野菜は糖質含有量が極めて少ないため（生キャベツ 100g あたりの糖質量は 3.5g），50g の糖質量を含む葉物野菜を摂取することは困難なため GI のデータはほとんどない．そら豆以外の豆類はおしなべて低 GI であり，乳製品の GI は 30 前後と低い．果物は，100g あたりの糖質量が 10 〜 20g のものが多く，低 GI のグレープフルーツ（25）から高 GI のスイカ（76）まで幅広く分布するので，その選択と摂取量には注意しなければならない．

GI に影響を及ぼす生体側の主な因子として，胃から十二指腸へと排出する速度（胃内容排出速度），消化能，インスリン分泌の量とタイミングがあげられる．これら因子を抑制あるいは促進するのが有機酸，水溶性食物繊維，たんぱく質，脂質，糖質である．よって，生体側の因子に作用して食後血糖上昇を抑制するような食品（野菜，魚，牛乳，豆，きのこ，海藻など）や調味料（酢，オリーブ油など）を組み合わせて調理すれば，HbA1c，食後血糖上昇幅ともに低値になることが期待される．

一般に高 GI 食品に低 GI 食品を組み合わせた食事を摂取すれば，高 GI 食品だけを摂取した場合よりも GI は低くなる．さらに，野菜サラダと高 GI 食品の組み合わせのように食べる順番によっても GI や血糖上昇幅を低下させることができる[69]．ただし，例外もある．蜂蜜は GI 50 であるが，高 GI の食パンと同時に摂取した場合に食後の急激な血糖上昇（血糖値スパイク）は改善されない．これは蜂蜜の中に α-アミラーゼが含まれているために食パンの消化が促進されて血糖上昇しやすくなるためである．ところが，食パン摂取の 30 分前に蜂蜜を摂取すると，血糖値スパイクは改善される[70]（図 30）．

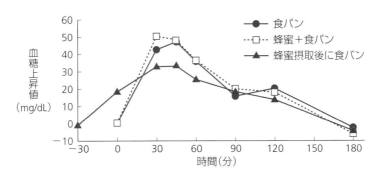

図30 蜂蜜の事前摂取による食後血糖上昇値の低下[5]
各データは平均値，n = 12.
※ 3 通りの試験において，すべて同じ糖質摂取量（50g）とした．

低 GI 食品を今まで以上に活用し，糖尿病の予防や改善のエビデンスレベルを上げるためには，日本人における食品の GI データの蓄積，および低 GI 食品の適切な摂取タイミングに関する情報量を増やしていく必要がある．

〈金本郁男〉

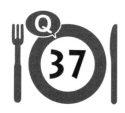

低カロリーで満足できる食事療法は？

Q 37

デンシエット（Densiet）は，密度（density）に注目した食事（diet）という意味の造語である．カロリー密度を低下させた満腹度・満足度の高い食事療法を紹介する．

カロリー密度とは？

「お腹がいっぱいになるけど，低カロリー（エネルギー）で太らない食事があればいいな」と考えたことはないだろうか？

カロリー密度（calorie density: CD）とは，食品 1g あたりのカロリー kcal で，単位は kcal/g と示す（図31）．CD は，その食品の水分と脂質含量に大きな影響を受け，低 CD の食品は，野菜や果物，スープなどがあげられ，食事に野菜を使用することで CD を低下させることができる．低 CD 食は，高 CD 食より満腹度は高くてもおいしさで劣り，減量手段として長期的に摂取し続けることができないといわれている．しかし，低 CD 食は，空腹感を増すことなく，エネルギー摂取を低下させるとの報告もあり[71]，上手な活用法が望まれる．

食欲や嗜好への感性は，味覚・嗅覚・視覚・聴覚といった感覚や，生理的・心理的な内部的要因，また環境といった外部的要因に影響され単純ではない．したがって，細かな CD の数値にとらわれる必要はないが，エネルギー摂取の増量あるいは減量を考えるとき，CD を意識することは重要と考えられる．

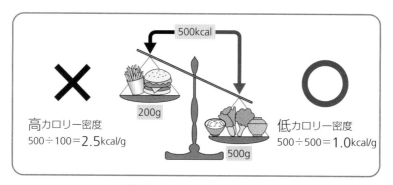

図31 カロリー密度（CD）

低カロリーでも満腹度・満足度の高い食事への挑戦

世界のさまざまな食事で，たんぱく質（P），脂質（F），炭水化物（C）のバランスをみると，果物や野菜，酪農食品を豊富に含み，減塩の DASH 食，超低脂質で高炭水化物の Ornish 食，高たんぱく質で低炭水化物の Zone 食，脂質が豊富な South Beach 食や

JCOPY 498-12365

表15 デンシエット（Densiet）食の組成

	ご飯派	おかず派
カロリー	約500kcal	
米飯	150g	100g
野菜*	200〜240g	
塩分	3.0g 以下	
カロリー密度	1.0kcal/g 以下	

＊野菜はイモ類を除き，海藻やキノコ類は含める

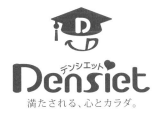

Mediterranean 食，超低炭水化物である Atkins 食など，さまざまな特徴を有する食事[72] が存在する．

　本項で紹介するデンシエット（Densiet）は，密度（density）に注目した食事（diet）という意味の造語である．カロリー密度が低く，米飯を用いた日本人に適する低 CD 食で[73]，満腹度・満足度の高い食事組成について表15 に示す．同じカロリーの食事でも米飯が多い組成がよいか，主菜が多い組成がよいかは，各個人によって異なると考えられる．嗜好性は，国，地域，家庭によって違いがあり，同じ人でも，ライフステージ，年齢[73]，性別，食習慣，さらに気分によっても異なる．例えば，女性は男性と比較し甘い物への欲求が強い[74]．中高年では，米飯をしっかりとる「ごはん派」デンシエット（Densiet）に対する満腹度・満足度が高かった．若年層，男性，脂質の多い食習慣の方は，主菜量が多い「おかず派」デンシエット（Densiet）に対する満腹度・満足度が高かった．各個人の嗜好に合わせて選択いただきたい．

　表15 の食事組成の基準範囲で量や調理法を調整して食事を作成すると，レストランやお弁当会社の既存の味を大きく変えることなく，付加価値の高い食事を提供できる．家庭でも，米飯の量，主菜の量を決定することで，デンシエット（Densiet）を実践することができる．

選択力をつける

　野菜は多ければ多いほど「良い」わけではなく，生野菜が多すぎると，満腹にはなるが満足はしない[75]．食べ物の中に，これさえ食べれば「良い」という魔法の食べ物は存在しない．同じ食べ物でも，人の栄養代謝機能によって「良い」か「悪い」かが異なり，同じ人でも，身体の状態によって「良い」は変化する．また，仮に「良い」食べ物が存在したとしても，過不足があると「悪い」へ容易に転じる．したがって，個人にとって適切な食品の種類と量を選択することが大切である．

〈奥村仙示〉

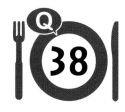

Q38 薬物療法の最適化に基礎カーボカウントを使えないの？

薬物療法最適化プログラムとは，患者さんに7ポイント3日間の血糖測定[*1]と食事記録を提出してもらい，患者さんの食事記録，血糖パターン分析，病態診断を組み合わせることで，最適な薬物療法の実現をめざすプログラムである．毎食の糖質量を一定に保つことで薬効判定が容易となり，また食事記録と組み合わせることで，食後高血糖が糖質過剰摂取によるものか，薬効不足によるものかを判断する．筆者はこのプログラムを用いて，「食事療法における患者中心主義」と「薬物療法における患者中心主義」の両立をめざしている．

　厳格血糖管理によって大血管障害の抑止をめざした大規模臨床試験[76]の失敗から，HbA1c値をどこまで下げるか？ということよりも，患者さん一人ひとりの病態や個人的な背景を配慮したテーラーメイド治療の重要性に対する認識が高まっている．

薬物療法最適化プログラムの実際[77]

Step 1：7ポイント3日間の血糖応答記録[*1]＋食事・行動記録から血糖値異常を特定する．
　すなわち，「空腹時高血糖型」，「食後高血糖型」，「空腹時および食後高血糖型」に分類する．
Step 2：血糖パターン分析から最適な薬剤を選択する．
Step 3：血糖応答と食事記録を照合しながら，血糖値異常の潜在的な原因を明らかにする．この際，患者さんの行動に起因する血糖応答異常には療養指導で対応し，処方に起因する問題に対しては処方変更を行う．
Step 4：病態診断と組み合わせることで，Step 2で選択した薬剤をさらに絞り込んで，より精度の高い最適化を実現する．

　最適化には，Step 1～2の「血糖パターン管理に基づく薬剤の選択」，Step 3～4の「病態仮説に基づく薬剤の選択」の2つのステップがあること，患者さんの自己管理に起因する問題（→療養指導）と処方に起因する問題（→処方変更）に分離することがポイントである．

[*1]：7ポイント3日間の血糖測定は，毎食前後および眠前の1日7ポイントの血糖測定を連続3日間測定し，360Viewシートにグラフ表記してもらう。3日間連続測定する理由は，空腹時高血糖の原因を特定するために夕食前血糖値→眠前血糖値→空腹時血糖値の連続的な変化を2日連続で評価することができること，さらに適切に基礎カーボカウントが実践できているかを十分なサンプル（計9食）で評価し，ピンポイント食事指導に活用するためであるが，患者さんが忙しければ2日間で代用してもよい。

基礎カーボカウントを活用する意義

　基礎カーボカウントとは1食に含まれる糖質量を一定に保つ管理法で，血糖管理のための食事管理法の基本的なスキルである．通常，指示摂取エネルギー量の50〜60％を3等分して指示する．

■ 基礎カーボカウントを活用する理由

　①毎食の糖質量を一定に保つことで，薬効判定が容易となる．

　②食後高血糖が糖質過剰摂取によるものか（→療養指導で対応する），薬効不足によるものか（→処方変更で対応する），判断が容易となる．

■ 基礎カーボカウント指導の実際

　①診察前の栄養指導で3日間9食の食事記録から1食の糖質量を算出し，食後高血糖が生じた理由について，糖質量を中心に患者さんとディスカッションし，改善プランを提示する．

　②食後高血糖は糖質のみに焦点を当てるだけでは不十分で，栄養バランスに配慮することが大切であることを，食事記録と血糖応答をみながら指導する．

　③基礎カーボカウント指導は食品交換表と異なり，<u>1食の糖質量を一定にする</u>ことを優先し，エネルギー管理は二義的なものと考える（エネルギー管理を優先するため，1食の糖質量がまちまちとなっている食品交換表との大きな違い！）．

薬剤最適化という目的からみた食事管理法

　薬剤最適化という観点から食事管理法を比較すると，エネルギー制限食は薬物療法の最適化には利用できないのに対し，基礎カーボカウントは必要不可欠なツールである点が重要である．

おわりに

　3日間の血糖応答と食事記録から血糖管理のための療養指導，薬物療法の最適化を体験することは，医師だけでなく，管理栄養士や薬剤師にとってもきわめて学びの多い体験となる．薬物療法最適化プログラムの詳細については，「2型糖尿病のためのカーボカウント実践ガイド：食品交換表とカーボカウントの連携促進をめざす」（医薬ジャーナル社）[77] を参照されたい．

〈杉本正毅〉

Q 39 カーボカウントに役立つ スマホアプリを教えてください

カーボカウントについては役立つものとして，糖質量を知る，ボーラス計算機を搭載，グルコース値と連動しているアプリがある．自分が知りたい目的に合わせたアプリをインストールして使いこなせると血糖管理がスムーズになる．

外来で「カーボカウントに役立つスマホのアプリがありますか？」と尋ねられることがある．今から食べるメニューや食事の糖質量を知りたいのか，食事に対して打つべきインスリン量を知りたいのかなど，目的によってアプリが異なる（図32）．

食品の糖質量が知りたい場合

App Storeで「糖質」と検索すると，さまざまなアプリが出てくる．しかし，「糖質制限」で検索すると糖質制限ダイエットが出てくるので注意が必要である．食事ごとに糖質量を検索するなら，「ポケット糖質量」など糖質量だけを出力してくれるアプリでもよいが，食事記録もつけたいなら，「あすけん」は栄養計算の精度が高く便利である．朝食，昼食，夕食のメニューを選ぶだけで栄養素を自動計算してくれるだけでなく，定番メニューや食品をMYセットやMyアイテムとして登録することができる．食事メニューの写真を撮って残したり，バーコードスキャンする機能もついている．「カロミル」は食事の写真を撮ったり，過去に撮った写真を選ぶだけで栄養素を予測してくれる．まずは，定番メニューや食品の糖質量を知ることが大切である．アークレイの「e-SMBG」の食事欄にご飯，パン，麺，いも・炭水化物の多い野菜，くだもの，嗜好食品に分類されており，カーボカウントに必要な基本的な食品にについて学ぶことができる．次に，初めて食べるメニューや食品を簡単に検索できるアプリをインストールしておくとよい（表16）．

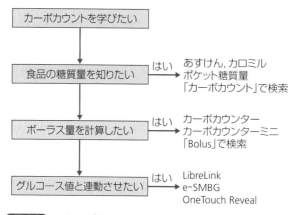

図32　カーボカウントに役立つアプリの検索フロー

JCOPY 498-12365

表16　カーボカウントに役立つアプリ名と内容

分類	アプリ名と内容
食品の糖質量検索	あすけん: 栄養士のアドバイスが受けられるダイエットサポートサービス カロミル: 写真で食事を簡単に記録し, 糖質量を予測する ポケット糖質量: 1,600種類以上の食品に含まれる糖質量が検索できる 「カーボカウント」で検索
ボーラス計算機	カーボカウンター: カーボカウントによるインスリン量の調節方法についてゲームを通じて学ぶ. 「Bolus」「Bolus calculator」で検索
グルコース値と連動	LibreLink: アボット社リブレの公式アプリ, カーボカウントグラム数の記録が可能 e-SMBG: アークレイ社の公式アプリ, 食事の入力が可能 OneTouch Reveal: LifeScanの公式アプリ, 糖質量を入力可能

打つべきボーラス量を計算したい場合

　今から食べるべき糖質量がわかったら, 次は打つべきインスリン量を決める必要がある. インスリンポンプ療法では食事や高血糖の修正のために追加インスリンを自動計算してくれるボーラスウィザードという便利な機能がある. インスリンポンプ療法をやっていない人でも打つべきボーラス量を計算したい場合がある. その際には「カーボカウンター」などのボーラス量が計算できるアプリが役立つ. 「Bolus」や「Bolus calculator」のキーワードで検索するとよい. ただし, ボーラスウィザードは体内に残っている残存インスリンも考慮して必要なボーラス量を計算してくれ, 過剰なインスリン注入による低血糖のリスクを低減してくれるが, ボーラス計算機の中には考慮されていないアプリもある. かかりつけの医師とよく相談してアプリを選択する必要がある.

グルコース値と連動させたい場合

　最近, SMBG（血糖自己測定）やCGM（持続グルコース測定）と連動したアプリも出てきた. 「LibreLink」は, アボット社の公式アプリで, 今までは専用の機器（リブレリーダー）を用いて測定していたのが, スマホをかざすだけでグルコース値を読み取ることができる. そのデータを医療機関と共有することもできるが, 注意点がいくつかある. アプリのインストールにはNFC（近距離無線通信）をオンにする必要がある. 次に, 新しいリブレを起動する際に, 従来のリブレ・リーダーで起動すれば, リーダーとスマホ両方が使える. スマホでリブレを起動してしまうと, リーダーが使えなくなる. そのため, 両方を使いたい場合には必ずリブレ・リーダーで起動しておく. リブレのレポートでは, 目標範囲であった時間, 低グルコースイベント, 平均グルコース値, 日内グラフ, 推定A1c, センサーの使用頻度をみることができる. メモの追加で食事のカーボグラム数を記録することができ, 糖質量とボーラスインスリン量との関係を確認することができる. 「e-SMBG」（アークレイ）や「OneTouch Reveal」（LifeScan）などでも糖質量を入力することができる.

〈坂根直樹〉

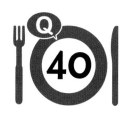

Q 40 妊娠糖尿病にも カーボカウントは使えるの？

はい．カーボカウントのうち，基礎カーボカウントは食事中の炭水化物が血糖を上昇させ ることや炭水化物を多く含むものを知り，食事中の炭水化物量を調整し，食べ方を工夫す ることにより，血糖コントロールしようとするもので，妊娠糖尿病でも効果的である．

　妊娠時はホルモン分泌のバランスが大きく変化する．プロゲステロンとエストロゲン，プ ロラクチン，胎盤性ラクトゲンなどのホルモンは妊娠後半期，特に20週頃から急激に増加 することが知られている．また，サイトカインの影響も加わり，妊娠後半期に母体は著しい インスリン抵抗性を示す．また，児は胎盤を介して母体から供給されるエネルギー源（主に ブドウ糖）により成長する．妊娠初期は悪阻により摂取量が不安定であるが多くは減り，食 事療法励行も加わりインスリン必要量も減る．妊娠中期以降はインスリン抵抗性増大に加え， 悪阻が治まった後の食欲亢進，子宮増大・体重増加による運動量減少も加わる．正常耐糖能 妊婦ではインスリン分泌・胎児のエネルギー消費量増大（血糖を下げる作用）とインスリン 抵抗性増大など（血糖を上げる作用）がつり合っているが，糖代謝異常妊婦の場合，インス リン抵抗性増大の影響の方が強く，インスリン必要量が増える（図33）．

　妊娠糖尿病で軽度血糖上昇がある場合でも，厳格な血糖コントロールを保つことを原則と し，妊娠週数と体格に応じたエネルギー量付加（非肥満：初期＋50，中期＋250，後期＋450， 産褥期＋350kcal，肥満：付加なし）と食前後の血糖変動を少なくする分割食を取り入れる ことが特徴である[78)]．極端なエネルギー制限や糖質制限食の有用性については根拠に乏し い[79)]とされ，欧米のガイドラインでも推奨されていない[80,81)]．糖代謝異常妊婦の栄養素配 分に関して，まだ確立されていないため，日本糖尿病学会での推奨値「炭水化物エネルギー 比50～60%，たんぱく質20%以下，残りを脂質で摂取」と一般妊婦（日本人の食事摂取基

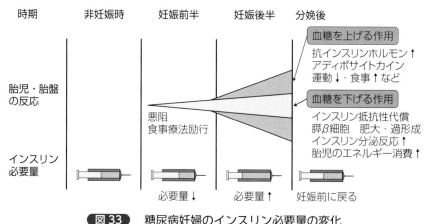

図33 糖尿病妊婦のインスリン必要量の変化

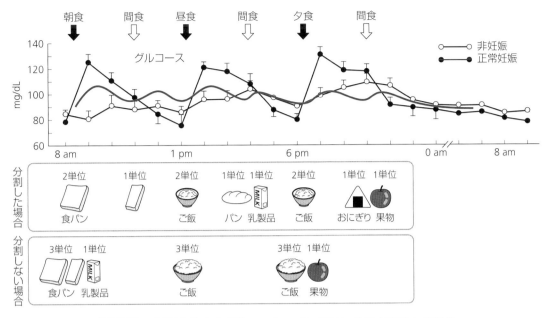

図 34 妊娠母体血中グルコース・インスリンの日内変動と分割食

1 単位＝80kcal＝糖質 20g：食パン 6 枚切り 1/2 枚，ご飯 50g に相当
各食事の主食 3 単位を 2 単位と間食 1 単位に分けると血糖・インスリンの変動幅が小さくなる．
果物・乳製品なども間食に摂取．外出時には個別包装のビスケット類を摂取するなど工夫する．

準）での目標％エネルギー「炭水化物 50 ～ 65％，たんぱく質 13 ～ 20％，脂質 20 ～ 30％」
を参考に配分する．糖尿病の患者さんに栄養バランスのよい食事を指導する際に用いられる
食品交換表と食事中の糖質が血糖を上昇させることや糖質を多く含むものを知り食事中の糖
質量を調整して摂取糖質量をほぼ一定にすることによって血糖コントロールする基礎カーボ
カウントを取り入れることで，より栄養管理がしやすくなる．

　図 33 で示した母体と胎児の妊娠中の変化により，母体血糖は，食後はインスリン抵抗性
のため上昇しやすく，空腹時は胎児のエネルギー消費のため低下しやすい．正常耐糖能妊婦
でも非妊娠時より糖質摂取後の血糖上昇が起こりやすくなり[82]，糖代謝異常妊婦の場合，
その影響がより顕著にみられることが多い．妊娠糖尿病でインスリンを使用していない場合
は，1 回の主食（糖質）量を減らし，減らした分を間食として摂取する分割食の指導をする
際に，基礎カーボカウントを指導し糖質量を調整すると，食事療法のみで十分血糖コント
ロールが改善することもある．図 34 では各食事の主食 3 単位摂取を 2 単位と間食 1 単位にし，
食事時間に摂取していた果物や乳製品を間食時に摂取することで，血糖変動幅が小さくなる
ことを示している．インスリン注射が必要になった場合，摂取糖質量や血糖補正分も合わせ
てインスリン量を調整する応用カーボカウントは不要であることが多いが，必要に応じ取り
入れてもよい．その場合は，糖質／インスリン比（CIR）は 10，インスリン効果値（ISF）
は 50 から開始し調整する．

　特に妊娠中は食事摂取量やインスリン必要量が大きく変化するため，その変化に対応しや
すいカーボカウント法は，妊娠糖尿病での使用も有用である．

〈和栗雅子〉

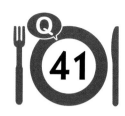

高齢者糖尿病にも
カーボカウントは使えるの？

高齢者糖尿病では，食後の高血糖[83]や低血糖[84]をきたしやすいことが報告されている．
対策の基本は，毎回の食事で摂取する糖質量をカーボカウントし，食事時間を一定にする
基礎カーボカウントの実践となる．

　高齢者糖尿病が食後の高血糖をきたしやすいのは，加齢によるインスリンの追加分泌の低下，インスリン分泌の遅延，内臓脂肪蓄積，筋肉量減少によるインスリン抵抗性の増大，糖代謝組織量の減少，身体活動量の低下，胃排泄能低下の関与が原因と考えられている．

　一方で，高齢者の低血糖は自律神経症状である発汗，動悸，手のふるえなどの症状が消失し，無自覚低血糖を起こしやすいのが問題となっている．また低血糖に結びつかない症状（めまい，脱力感，目がかすむなど）を示すこともあるため初期症状が見逃されやすく，重症の低血糖を引き起こすことが，報告されている．

　そのため，高齢者では炭水化物の摂取不足や摂取過剰にならないよう注意が必要となる．

　対策として，食後の運動を促すとともに指示エネルギーに沿って，毎回の食事で摂取する糖質量をカーボカウントし，食事時間を一定にする基礎カーボカウントの実践が有効となる．

高齢者糖尿病

高齢者糖尿病の特徴として，下記が掲げられる．
1）食後高血糖や低血糖を起こしやすい
2）腎機能低下などにより薬物の有害作用が出現しやすい
3）動脈硬化の合併症が多い
4）認知症・認知機能障害，うつ，ADL 低下，サルコペニアなどの老年症候群をきたしやすい

　一般に高齢者糖尿病は 65 歳以上の糖尿病を示すが，合併症や併存疾患のみならず，身体機能，認知機能，経済状況なども影響するため，個体差が大きい．また，老年症候群の諸症状は 75 歳以上で起こりやすくなるため，高齢者糖尿病診療ガイドライン 2017 では，「高齢者糖尿病」を“後期高齢者”と“機能低下がある前期高齢者”に分けてとらえている．

高齢者糖尿病における指示エネルギー

　適正な総エネルギー摂取量と栄養バランスを調整する食事療法は，高齢者でも，高血糖，脂質異常症，肥満の是正に有用であり[85]，中年者と同様の効果が認められている[86]が，80歳以上では減量効果のエビデンスはない[87]という報告もある．

　MNA*で評価した場合，糖尿病患者はそうでない人と比べて，低栄養が多く[88]，75 歳以上の死亡ハザード比は BMI 18.5 未満群（8.10），18.5 〜 22.4 群（1.57），25.0 以上群（0.90）

ほぼ糖質だけの食事	糖質の重ね食べ
【ざるそば】 〈糖質〉〈エネルギー〉 ・ざるそば（生 140g）　76g　405kcal	【きつねうどん＋炊き込みご飯】 〈糖質〉〈エネルギー〉 ・きつねうどん（ゆで 230g）　60g　390kcal ・炊き込みご飯　　（150g）　44g　232kcal 　　　　　1 人前　　　104g　622kcal
【助六寿し】 〈糖質〉〈エネルギー〉 ・いなりすし　　2 個　30g　260kcal ・太巻きすし　　2 個　35g　180kcal ・かんぴょう巻き 3 個　18g　80kcal 　　　　1 人前　　83g　520kcal	【炒飯＋餃子】 〈糖質〉〈エネルギー〉 ・炒飯（250g）　95g　685kcal ・餃子（5 個）　22g　215kcal 　　1 人前　　117g　900kcal
【菓子パン】 〈糖質〉〈エネルギー〉 ・あんパン（100g）　48g　280kcal ・メロンパン（120g）　76g　485kcal	【菓子パン】 〈糖質〉〈エネルギー〉 ・焼きそばパン（120g）　41g　285kcal ・コロッケパン（120g）　36g　315kcal

図 35　食後高血糖を招きやすい食べ方

を示し，厳格な食事制限を行うと体重減少に伴って，サルコペニアを悪化させる可能性を示している.

通常，毎回の食事で摂取する糖質量は指示エネルギーに由来し，標準体重 1kg あたり 25 〜 30kcal と指示することが多い. 特に高齢者では，身体的状況，精神・心理的状況，栄養組成などの要因が絡み合うため，体重，BMI 筋肉量，筋力などの推移を観察し，適宜修正する.

血糖コントロール対策のカーボカウント

糖質量が多い料理だけでなく，エネルギー量は低くても「ほぼ糖質だけで構成される食事」や「糖質の重ね食べ」をすることで糖質摂取量を高めている場合がある（図 35）. 血糖コントロール不良を予防するためにも，糖質エネルギー比の調整は重要なため，エネルギー産生栄養素のエネルギー比率（Eg%）は，炭水化物 50 〜 60％：脂質 20 〜 30％を超えないことを目標に，カーボカウントを行い調整する.

〈佐野喜子〉

---

* MNA®：Mini-Nutritional Assessment
簡易栄養状態評価表：主に欧米で用いられている高齢者向けの栄養評価方法の 1 つ. 全部で 18 項目の質問項目があり，6 個のスクリーニングと 12 個の評価項目から構成される.

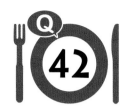

性格タイプに合わせた
カーボカウント指導はできるの？

患者さんの性格タイプは十人十色．性格タイプに合わせたカーボカウント指導を行うことで患者さんのカーボカウントの習熟度は上がることが期待される．

4つの性格タイプ

　患者さんの性格タイプは十人十色．ユングの性格類型に基づくと，外向的か内向的か，あるいは物事を判断するときに論理的に判断するか感情を優先するかによって4つの色（赤色，黄色，緑色，青色）に分けることができる（表17，表18）．

　赤色タイプ（外向的・論理型）の人は，即決即断で決断力がある親分肌・姉御肌である．低血糖をそれほど恐れずに，インスリンをドカンと打つことができる．カーボカウントは，打つべきインスリン量を決める判断材料として必須なものであることを伝えるとよい．自分自身でインスリン量を調節し，血糖をコントロールできるというところにカーボカウントの魅力を感じている．赤色タイプへの指導のポイントは，だらだら説明せずに，的を絞って結論を先にいうことである．一方，仕事を長く休まなければいけないカーボカウントの教育入院を極端に嫌う傾向がある．

　それに対して，緑色タイプ（内向的・感情型）の人は，他人との争いを好まない平和主義者である．「同時にいくつものことを要求され，時間に追われる」ことに苦痛を感じ，ストレスを貯めやすい．ゆっくりとしたペースでカーボカウントの指導を行うことが大切である．1人でいろいろ決めるのが苦手なので，決められたインスリン量をそのまま打つのを好む傾向がある．また，低血糖が不安な人は，血糖が高くても少なめにインスリンを打つ．

表17　4つの性格タイプの強みと弱み

性格タイプ	強み	弱み
赤色タイプ （外向的・論理型）	低血糖を恐れない，思い切ってインスリンを打てる	せっかち，待てない，ストレスがたまるとイライラして周囲を攻撃
黄色タイプ （外向的・感情型）	おおまかに理解するのが得意，集団で楽しく学ぶことができる	アバウトに調節，低血糖時に慌てて対処し，高血糖になる
緑色タイプ （内向的・感情型）	静かに講義をきく	質問するのが苦手，低血糖が不安で，インスリンを少なめに打つ
青色タイプ （内向的・論理型）	記録が正確，計算が得意	質問が批判的に感じることも 慎重すぎる

JCOPY 498-12365

表18　性格タイプとカーボカウント指導

性格タイプ	具体的な声のかけ方
赤色タイプ (外向的・論理型)	1型糖尿病では，カーボカウントによる食事療法が王道です．低血糖や低血糖に伴う交通事故予防に最も有効です ポイントは炭水化物量に合わせたインスリン調節にあります
黄色タイプ (外向的・感情型)	外食や間食するとき，インスリンの調節はどうされていますか？…簡単で面白い方法があるんですよ！
緑色タイプ (内向的・感情型)	1型糖尿病の食事療法としてカーボカウントが一般的に行われています．そんなに難しい食事療法ではありません．少しずつゆっくり覚えていきましょう．最近はサポートしてくれるアプリ…
青色タイプ (内向的・論理型)	カーボカウントの基本について説明させて頂きますね．…他には，この本に詳しく書いてあります．次回までに，3日間の食事記録の記入をお願いします．その結果をみて，インスリンと炭水化物の比（ICR）を計算させて頂ければと思います

　黄色タイプ（外向的・感情型）の人は，明るく楽しい人である．しかし，アバウトな面も持ち合わせている．低血糖のときに慌てて，必要以上に補食し，低血糖後に高血糖になることがある．他人との付き合いを楽しみにしているので，外食や間食の追加打ちなどからカーボカウントを指導するのも一考である．

　青色タイプ（内向的・論理型）の人は，論理的でデータを重視し，分析的なものの見方をするクールなタイプ．記録や計算が得意であるので，見本とともに食事記録票を渡すと綿密に記録してくれる．教科書的な内容を好み，理論や公式についても詳しく知りたいと思っているので，カーボカウントの本やウェブサイトを紹介しておくとよい．

〈坂根直樹〉

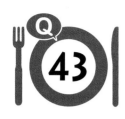

運動時のカーボカウントは？

運動の種類や強度により異なるが，運動中や運動後に低血糖を起こさないように補食やインスリンの修正を行うことが大切である．また，身体活動量の多い日と少ない日ではインスリンの必要量が異なることがある．

　糖尿病であろうとなかろうと，運動療法は健康を増進するため，誰にでも勧められる．インスリン療法を行っている人が，安全に運動療法やスポーツを行うためには，補食やインスリンの調節が欠かせない．運動中の重症低血糖を防いだり，低血糖による傷害を防ぐことは大切である．どのようなスポーツをしているか，どのようなスポーツに挑戦してみたいと思っているのかを患者さんに尋ねてみる．運動の種類や強度，運動する時間帯によって，補食とインスリン調節は異なる．マラソン，ランニング，ジョギングなど長時間にわたる持久性のスポーツでは運動前におけるインスリンを減量する必要がある．例えば，運動に対する食前のインスリン調節も，中強度の30〜60分であれば3分の2とし，1〜2時間であれば半分とする．運動前，運動中，運動後の補食の内容や補食をとるタイミングも重要である．インスリン量を減らせば，炭水化物の補食をとる必要性は低くなる．高強度の運動では血糖を上昇させるホルモンが多量に分泌されるため，血糖が下がりにくい場合がある．スカイダイビングなら，着地の衝撃に対する運動のみでエネルギーはほとんど消費しないが，精神的な興奮により一過性に血糖が上昇するかもしれない．ダイビングなら，運動前後に血糖を測定し，必要ならインスリンと炭水化物の比（ICR）に合わせて追加インスリンを投与する．運動時の炭水化物の目安量は，体重により異なる．例えば，70kgの人が中強度の運動を1時間するのであれば，30〜40gの補食が必要となる（表19）．それより低い強度の運動を1時間する予定であれば，15〜25gの炭水化物が必要とされ，それより高強度の運動を1時間する予定であれば，45〜55gの炭水化物が必要となる．このように体重と運動強度，さらには予定される運動時間を確認しておくことで，運動で必要とされる炭水化物量の目安が明らかとなる．運動前には，バナナ，おにぎり，パン，サンドイッチ，100％オレンジジュース，団子，カステラなどの炭水化物を含んだ食事が勧められる．運動後には，肉まん，牛乳，

表19　1時間当たりの運動の炭水化物必要量

強度	体重				
	50lb（23kg）	100lb（45kg）	150lb（68kg）	200lb（91kg）	250lb（113kg）
低強度	5〜8g	10〜16g	15〜25g	20〜32g	25〜40g
中強度	10〜13g	20〜26g	30〜40g	40〜52g	50〜65g
高強度	15〜18g	30〜36g	45〜55g	60〜72g	75〜90g

JCOPY 498-12365

表 20　運動で補うべき炭水化物の一般的なガイドライン

運動因子	アクションプラン
運動前の血糖値 100mg/dL 未満	・15g 程度の炭水化物をとる ・CSII（持続皮下インスリン注入療法）を使用している場合は，一時的に基礎インスリン量を減らすか，可能であれば追加インスリンを減らす．
計画的でないか，あるいは短時間の運動（30 分未満）	・15g 程度の炭水化物をとる（インスリンの調節は恐らく不要）
長時間の運動（30 分以上），あるいは高強度の運動（60 分以上）	・15g 程度の炭水化物を 30 〜 60 分毎にとる． ・血糖測定の結果によって，インスリンの 10 〜 20%の減量を検討する．
運動後	・血糖測定の結果によって，インスリンの 10 〜 20%の減量を検討する． ・インスリン感受性が高まり，グリコーゲンの貯蔵が亢進するので，低血糖を予防するために炭水化物の追加が必要となる． ・ICR の減量を考慮する．例えば，1：15 から 1：20 にする． ・血糖測定の回数を増やす．

ヨーグルト，サンドイッチなど，炭水化物とたんぱく質の入った食事が勧められる．アスリート向けの低血糖を防ぐための戦略もあるので，参考にされたい（表 20）．

〈坂根直樹〉

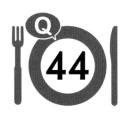

Q44 カーボカウントを用いた血糖予測マネージメントとは？

いわゆる「勘」によるインスリン調整を，「根拠と勘」によるインスリン調整にするのが，血糖予測マネージメントである．カーボカウントはその一要因である．

血糖予測マネージメントとは？

　食前にインスリンを打つ際に，「これから○○を食べるから，インスリンを増やそう」とか，「運動するからインスリンを減らそう」とか勘を働かせる．その勘をもう少し理論だったものにするのが血糖予測マネージメントである．

　食後血糖や次回の食前血糖に影響する要因には，今測った食前血糖，これから摂る食事と活動量，ストレス，女性であればホルモン周期による生理などの要因，そしてこれから打つインスリンの量などがあげられる（図36）．

　実際の方法としては，連続した数日の血糖（血糖自己測定値または連続血糖モニター）とともに，詳細な食事〔炭水化物量（カーボ量），カーボ以外の食事内容，摂取時間〕，活動，ストレス，生理，インスリン量などの記録をする．両者を振り返り，血糖に与える要因および日内変動，季節変動など自分の血糖のパターンをおおまかにつかむ．次に食事に際してインスリンを打つ前に次の血糖値の予測をし，実際に血糖測定を行って確認する．その後，食事・インスリン量を変えるなどの行動が変化することで，よりよい血糖コントロールへとつなげる．

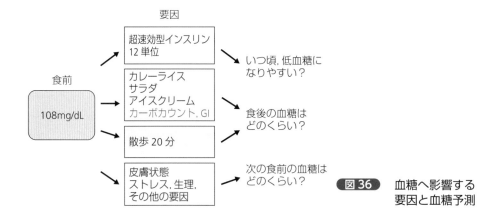

図36　血糖へ影響する要因と血糖予測

血糖予測マネージメントの一要因であるカーボカウント

　カーボカウントは食後血糖に最も影響する食事のカーボ量を計算して，それに見合うインスリンを投与する．具体的手順としては，1）カーボ／インスリン比を知る，2）インスリン効果値を知る，3）炭水化物量を推測する，4）目標血糖値を決める，5）1～4を利用してイ

JCOPY 498-12365

表 21　　血糖予測マネージメントのための記録表

日付	時間	食前血糖	炭水化物量	インスリン量	CIR	予測血糖	実測血糖	振り返り食事内容	活動量	その他
8 月 3 日	朝食	150	60g	7 単位	10	100	200	油の多いおかずが多かった	小	ストレスあり
8 月 4 日	朝食	100	80g	8 単位	10	100	70	炭水化物のみの食事（ざる蕎麦大盛り）	大	生理が始まった

血糖自己測定(SMBG)をする(現在の血糖値)
炭水化物量を見積もる

↓

現在の血糖を下げるために必要なインスリン量
→インスリン効果値「インスリン 1 単位が, どのくらい血糖を下げるか」より計算

＋

これから食べるものに必要なインスリン量
→カーボ / インスリン比「1 単位のインスリンが, 何グラムの炭水化物を代謝するか」より計算

±

炭水化物以外の食事内容, これからの活動量, ストレス, 現在の性周期などを勘案してインスリン量を増減
食後血糖を予測する

↓

実際の血糖が予測と合致したか, しない場合はその要因を振り返る

図 37　　必要食前インスリン量

ンスリン量を決定する, の手順になる. カーボ / インスリン比は食事時間や体調によっても違うので, まずはおおよそで見当をつけていく.

　ここで注意する点は, カーボカウントは血糖を決める要因の一つであって, それだけで血糖が決まるわけではないということである. 同じ時刻に同じカーボ量を摂取し同量のインスリンを打っても, 食後血糖が全く違うことはよく経験する. 血糖に影響する要因はカーボ以外にも沢山あるので, カーボカウントにとらわれない, 振り回されないことも大切である.

　また, カーボカウントを有効にするにはバランスのとれた食事をする必要がある. カーボのみの食事では, 食後血糖は急速に上昇するがその後急速に低下する. カーボ量に応じて多くのインスリンを打つと食後数時間してから低血糖になる. 逆にステーキのみなどカーボのほとんど含まれない食事をする場合, カーボ量がほとんどないということで食前インスリンを全く打たないと食後数時間以上経つと徐々に血糖は上昇してくる.

　血糖予測は食事以外に食後の活動量, 生理やストレスなどのその他の要因も重要である. これらも含め表 21 の記録に書き込み, なぜ予測より血糖が高かったのか, 低かったのかの振り返りを行う. その後インスリン量を増減し予測血糖値が実測値に近づくようにしていく.

　実際の食前インスリン量は図 37 のように決めていく.

〈小野百合〉

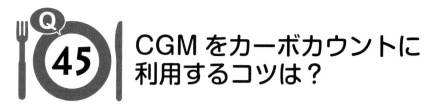

CGMをカーボカウントに利用するコツは？

CGMをカーボカウントに利用するメリットは，食後の血糖値の変化を確認できることである．食後の血糖上昇のピーク・変化を確認することで，炭水化物量の計算やグラムインスリン比が正しいか振り返り，カーボカウントが正しく行われているのかを確認することができる．たんぱく質・脂質の影響も理解することが可能である．

　持続グルコース測定（continuous glucose monitoring：CGM）は，皮下に留置したセンサーを使用して組織間質液中のブドウ糖濃度を測ることにより，血糖変動を可視化できるデバイスである．CGMには，医療者が後からデータを解析するプロフェッショナルCGMと，患者自身で常時リアルタイムに確認することができるパーソナルCGMがある．パーソナルCGMにはリアルタイムCGMとインスリンポンプ一体型リアルタイムCGM（sensor-augmented pump：SAP）があり，間歇スキャン式CGM（intermittently scanned CGM：isCGM）もその一種である．わが国で使用可能なisCGMはAbbott社のFreeStyleリブレのみであり，Abbott社はFreeStyleリブレをフラッシュグルコースモニタリング（FGM）とよんでいる．CGMは血糖自己測定（SMBG）を行わない夜間の血糖推移を把握することができるだけでなく，パーソナルCGMでは現在の血糖値，および血糖値が上昇傾向か下降傾向なのかのトレンドも知ることができ，血糖コントロールを行うのに非常に有用なツールである．

　CGMはカーボカウントを使用する際にも有用である．それは，カーボカウントを行った結果を「点」ではなく「線」で知り評価することができるからである．SMBGのみでは，食後の血糖上昇のピークやその後の動きを詳細に把握することは難しい．炭水化物は食後2時間程度に血糖上昇のピークがあることが多いが，同じ食事でも患者さんの病態や体調，胃腸運動障害の有無などにより食後の血糖値の動きは変わるため，CGMを利用することで食後の血糖上昇のピークを確認しながら，カーボカウントが正しく行われたのかどうかの検証を行うことができる．また，たんぱく質は摂取2.5〜5.0時間[89]での血糖上昇に，脂質では7時間以上[90]の血糖上昇に影響を与えると考えられており，CGMがあるとたんぱく質や脂質による血糖変化を理解することが可能となる．

　プロフェッショナルCGMは患者さんが自宅でCGMデータを確認できないことから，外来で医療従事者とともにデータを振り返ることでCGMを利用することとなる．リアルタイムCGMでは，患者さん自身が常時血糖推移を確認できることから，振り返りだけでなく生活の中での活用方法も指導していくことで，よりよい血糖コントロールを得ることができる．

　外来では，医療従事者だけではなく患者さんとともにCGMの解析レポートを使用してカーボカウントの振り返りを行っていく．CGMの結果を理解するには患者さんの日々の食事・運動・生活を考慮する必要があり，多職種チームで多くの視点から確認していくことが望まし

い. まずは, 炭水化物量の見積もりが正しいかを, 管理栄養士などとともに評価する. 料理の種類やグラム数だけでなく, 写真を撮ってもらっておき, そこからどうカウントしたのかを振り返ることも有用である. その上で, 炭水化物量に対して打っているインスリン量が合っていないようであれば, 基礎カーボカウントではインスリン量の, 応用カーボカウントではグラムインスリン比の調節を行う. 高血糖時には補正のためのインスリンが追加されていることもあり, インスリン効果値や目標値についても検討する. 食後の著しい高血糖があるものの, 次の食前には血糖低下をとる場合があるが, このような場合は食後の血糖上昇とインスリンの効果とのタイミングが合っていないことが多い. その際にはインスリンを早めに打つこと, 野菜を炭水化物より先に食べて食事に時間をかけることなどを試してもよいかもしれない. CGM の動きにばらつきがある場合は, 他の日と変わった変動を示す日がないか, 平日と休日との間に日内変動の違いがないかなどといった日差変動を確認するとともに, 食事量や食事回数が変わっていないかなど日常生活を確認して, ばらつきの原因を考えていく.

　SAP 療法では, インスリンポンプの設定であらかじめグラムインスリン比・インスリン効果値を入力しておくと, 摂取する炭水化物量・血糖値をポンプに入力するだけで必要なインスリン量を計算し投与することができるボーラスウィザード機能が備わっている. この機能を利用することで, 食事を摂取したタイミングや投与したインスリン量がレポートに反映され, 外来での振り返りが行いやすくなる. FreeStyle リブレではメモ機能を利用して炭水化物量やインスリン量を入力しておくことができ, これらを入力しておくと食事時間がずれても食事時間毎のセンサーグルコース値の推移とともに平均カーボ量, 平均超速効型インスリン量が示される. このようにリアルタイム CGM や FreeStyle リブレにおいても食事やインスリンのタイミングを入力することで, レポート結果からカーボカウント効果の振り返りが容易になる.

　パーソナル CGM は, 外来の診療で振り返りに用いるプロフェッショナル CGM としての役割だけでなく, 患者さん自身がトレンドを把握して血糖変動にリアルタイムに対応できることから, よりよい血糖コントロールを得ることができるようになる. そのためには, 炭水化物が影響する食後時間やインスリンの作用時間などを患者さんが十分理解できるように指導していくことが必要である. カーボカウントを行ってインスリンを投与したものの, インスリン作用時間の間に低血糖が起きそうになったときには, 低血糖に陥る前に糖質摂取や補食をするなどの対応をとることも重要である. SMBG でも頻回の血糖測定をすることにより低血糖に対応することが可能なこともあるが, リアルタイム CGM や FreeStyle リブレを用いることで, 現在のセンサーグルコース値や血糖値とトレンドから今後の血糖推移が予測可能となり, より早く対応を行って低血糖を予防することができる. リアルタイム CGM・SAP ではアラート機能を使用することで, より早く気づくことが可能になるが, FreeStyleリブレではアラート機能がないため, 頻回にスキャンをして確認する必要がある.

　CGM は, 血糖変動を可視化することで糖尿病治療を大きく変化させている. しかし, 情報量が多く指導する内容も多くなるために, 多職種で患者ごとに適切にサポートしていくことが重要である.

〈山本あかね　廣田勇士〉

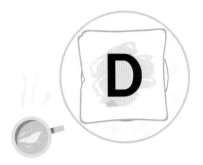

資　料

指示エネルギー別　1日および毎食の糖質摂取量のめやす

実際例	指示エネルギー (kcal)	指示エネルギーに対する炭水化物エネルギー比 %*1 （ ）内は糖質エネルギー比	1日に摂取する糖質めやす量 g*2	食事への配分例*3			
				朝食 g	昼食 g	夕食 g	間食 g
小柄な高齢女性	1,200	60 (55)	165	55	55	55	0
		55 (50)	150	50	50	50	0
		50 (45)	135	45	45	45	0
標準体型の高齢女性 減量が必要な中年女性	1,440	60 (55)	200	60	65	65	10
		55 (50)	180	60	60	60	0
		50 (45)	165	55	55	55	0
標準体型の高齢男性 標準体型の中年女性 減量が必要な中年男性	1,600	60 (55)	220	70	70	70	10
		55 (50)	200	60	65	65	10
		50 (45)	180	60	60	60	0
標準体型の中年男性 減量が必要な大柄男性	1,840	60 (55)	255	70	90	85	10
		55 (50)	230	70	75	75	10
		50 (45)	210	60	70	70	10
標準体型の大柄男性 運動量の多い人 若年者	2,000	60 (55)	275	70	95	90	20
		55 (50)	250	70	90	80	10
		50 (45)	225	65	80	70	10

*1 炭水化物が好き，または菜食中心の者は炭水化物比率を高めに設定
*2 日本糖尿病学会編・著，医療者のためのカーボカウント指導テキスト「表Ⅱ-6 指示エネルギーと糖質量の目安」を改変
*3 患者のライフスタイルに合わせて配分を変更

JCOPY 498-12365

インスリンと炭水化物の比（ICR）の早見表（500 ルール）

インスリンの 1 日総量（単位）	500 ルール
25	20
28	18
30	17
32	16
34	15
35	14
38	13
40	13
42	12
45	11
50	10
55	9
60	8
65	8
70	7

500÷（基礎インスリン＋ボーラスインスリン）＝インスリンと炭水化物の比（ICR）

1 意 味

どのくらいの炭水化物を何単位のインスリンで対応できるかの比（insulin-to-carbohydrate ratio：ICR）．

2 計算例

基礎インスリン量：8 単位の持効型インスリンを 1 日 2 回．

ボーラスインスリン量：朝食前 6 単位，昼食前 5 単位，夕食前 7 単位．

1 日総量（TDD）＝8＋8＋6＋5＋7＝34 単位．

食前と食後 2 時間血糖値が目標範囲内である場合，500 ルールを用いると，

500÷34＝14.7（約 15）．

1 単位に対して 15 グラムの炭水化物，つまり 1：15 となる．

他に，血糖連動食事記録表から算出する場合，体重と TDD から算出する場合（ICR＝体重×6.2÷TDD），修正因子（CF）から算出（ICR＝CF×0.33）する場合がある．

修正因子（CF）の早見表（1800 ルール）

インスリンの 1 日総量（単位）	1800 ルール
25	72
28	64
30	60
32	56
34	53
35	51
38	47
40	45
42	43
45	40
50	36
55	33
60	30
65	28
70	26

1800 ÷（基礎インスリン＋ボーラスインスリン）＝修正因子（CF）

1 意 味

超速効型インスリン 1 単位によって低下する血糖．修正因子（correction factor：CF）の他に，インスリン感受性因子（ISF）やインスリン効果値などともよばれる．

2 計算例

基礎インスリン量：8 単位の持効型インスリンを 1 日 2 回．

ボーラスインスリン量：朝食前 6 単位，昼食前 5 単位，夕食前 7 単位．

1 日総量（TDD）＝8＋8＋6＋5＋7＝34 単位．

食前と食後 2 時間血糖値が目標範囲内である場合，1800 ルールを用いると，

1800÷34＝53（約 50）．

1 単位で約 50mg/dL の血糖が下がる計算になる．

速効型インスリン使用者やインスリン抵抗性のある者は 1500 ルールが用いられる．インスリンポンプ使用者は 1700 ルール，インスリン感受性が高い者には 2000 ルールなどを用いる．他に，キングの修正ルール〔CF＝（1076÷TDD）＋12〕もある．

JCOPY 498-12365

カーボカウント指導パンフレット

カーボ(炭水化物)カウント

カーボとは英語で炭水化物のことです。
炭水化物＝糖質＋食物繊維です。炭水化物を多く含む食品の多くは糖質の量に比べて食物繊維の量はそれほど多くないので、カーボ≒糖質と考えます。
従来の食品交換表では80kcalを1単位とするエネルギー量中心の考え方ですが、**カーボカウントでは、最も急速に血糖を上昇させる炭水化物量を管理する**食事療法です。

> **カーボカウントの目的：**
> 血糖値をできるだけ正常範囲内に維持すること。炭水化物の摂取量が食後の血糖値上昇の主役とみなして、適量の炭水化物を1日の食事に適宜配分することにより血糖値の管理を試みる。また血糖を予測する手段として低血糖の予防などに役立てる。

カーボカウントを始める前に

①栄養素と血糖値の関係を知る

何をどれだけ食べたら血糖値がどう反応するのかを考え、血糖を予測する。

炭水化物は消化・吸収が早く、他の栄養素と比較して最も早く大きく血糖値を上昇させる。

たんぱく質は血糖上昇作用は少ないが、ゆっくりブドウ糖に変換されるので4時間から12時間後に血糖が上昇する場合がある。

脂質は消化に時間がかかるため、食直後の血糖は高くなく、3～5時間後に血糖が上昇することがある。
(たんぱく質と脂質は組み合わせてあることが多い。
　　例：脂肪の多い肉や魚、揚げ物など)

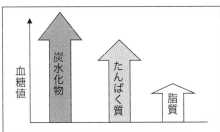

食後2時間の炭水化物、たんぱく質、脂質の
血糖上昇効果イメージ

※炭水化物と他の栄養素との組み合わせによる消化・吸収と血糖上昇の違い

炭水化物+食物繊維：消化吸収がゆっくり行われる。食後高血糖を抑制する。

炭水化物+たんぱく質：たんぱく質の消化時間により消化吸収が延長する。

　　　　　　　　　　炭水化物のみよりも血糖上昇がやや遅い。

炭水化物+脂質：脂質は胃の中にとどまっている時間が長いため、特に消化吸収を延長する。

　　　　　　　脂質の量により次の食前血糖の上昇につながる。

── カーボカウントの注意点

※脂肪とたんぱく質の血糖上昇が遅いことから、これらを中心に食べると 脂肪が蓄積されて
　太りやすくなります。太るとインスリンの効き目が悪くなります。体重管理は大切です。
※たんぱく質の過剰摂取は腎臓に負担をかけるので避けましょう。

総摂取カロリーに対し、炭水化物50～60％、たんぱく質15～20％、脂質20～25％で摂りましょう

②炭水化物を含む食品を知る

炭水化物は主食、野菜の一部(いも、かぼちゃ、コーン、豆類)、乳製品、果物、菓子類、ジュースなどに多く含まれます。肉や魚などのたんぱく質や油脂類には、ほとんど含まれないか微量なのでカウントしなくてもかまいません。

```
でんぷん由来の炭水化物 ：ごはん、パン、麺類、豆類、いも
乳糖        〃    ：牛乳、ヨーグルト、チーズ
果糖        〃    ：果物、野菜、果物ジュース、野菜ジュース
ショ糖       〃    ：ケーキ、アイスクリーム、チョコレートなど
```

③食品のラベル・栄養成分表示の読み方を知る

食品の箱やパッケージに表示されている成分表示には様々の表示の仕方があります。

100g単位なのか1袋や1個当たりの表示かを確認することが必要です。

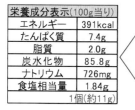

栄養成分表示(100g当り)	
エネルギー	391kcal
たんぱく質	7.4g
脂質	2.0g
炭水化物	85.8g
ナトリウム	726mg
食塩相当量	1.84g
	1個(約11g)

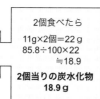

2個食べたら
11g×2個=22g
85.8÷100×22
≒18.9
2個当りの炭水化物
18.9g

栄養成分表示 1箱(152g)当り	
エネルギー	785kcal
たんぱく質	9.4g
脂質	37.8g
炭水化物	101.4g
ナトリウム	300mg
1袋2個入り(約19g)	

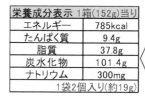

2袋食べたら
19g×2個=38g
101.4÷152×38
≒25.3
2袋当りの炭水化物
25.3g

栄養成分表示 1個(80g)当り	
エネルギー	58kcal
たんぱく質	0.0g
脂質	0.1g
炭水化物	14.2g
ナトリウム	41mg

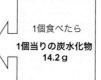

1個食べたら
1個当りの炭水化物
14.2g

栄養成分表示 1袋(約43g)当り	
エネルギー	209kcal
たんぱく質	6.2g
脂質	8.9g
炭水化物	26.1g
ナトリウム	186mg
食塩相当量	0.47g

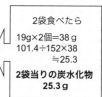

1/2袋食べたら
26.1÷2≒13.1
1/2袋当りの
炭水化物
13.1g

④炭水化物摂取量を知る

日常よく食べる食品の炭水化物量を記録してみましょう。

例

朝食	カーボ	間食	カーボ	昼食	カーボ	間食	カーボ	夕食	カーボ	間食	カーボ
ごはん150g	60	チョコ2こ	7	弁当		ビスケット	15	スパゲティ	70	カフェオレ	3
味噌汁				ごはん150g	60	3枚		ミートソース	15	牛乳50ml	
目玉焼き				焼き鮭				(パスタ100g)			
サラダ				玉子焼き				きのこスープ			
牛乳200ml	10			青菜お浸し				野菜サラダ			
				ミニトマト							
合計	70		7		60		15		85		3

⑤炭水化物の摂取量を一定にする

炭水化物の摂取量を一定量にすることにより、食後血糖の安定化を図ります。

(同一量の炭水化物を摂取しても吸収の速度などにより必ずしも血糖値が一定にならない場合もあります)

JCOPY 498-12365

炭水化物が含まれる食品

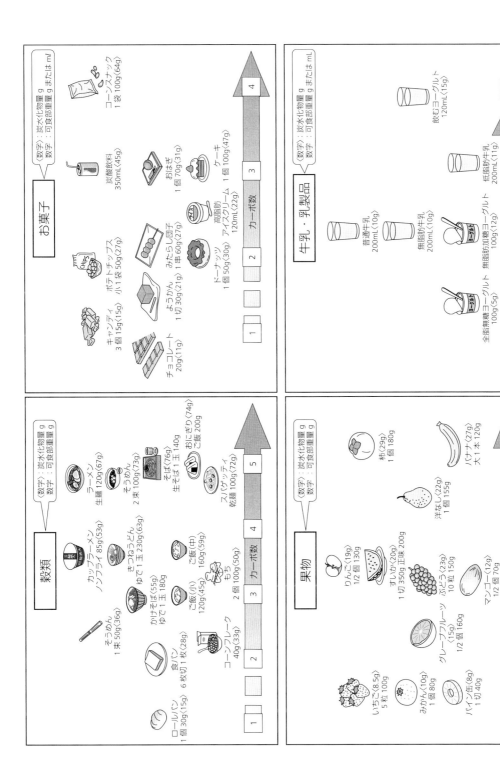

お菓子

〈数字〉：炭水化物量 g
〈数字〉：可食部重量 g または mL

- コーンスナック 1袋 100g〈64g〉
- 炭酸飲料 350mL〈45g〉
- おはぎ 1個 70g〈31g〉
- ケーキ 1個 100g〈47g〉
- 高脂肪アイスクリーム 120mL〈22g〉
- みたらし団子 1串 60g〈27g〉
- ようかん 1切 30g〈21g〉
- ポテトチップス 小1袋 50g〈27g〉
- ドーナツ 1個 50g〈30g〉
- キャンディ 3個 15g〈15g〉
- チョコレート 20g〈11g〉

カーボ数： 1 2 3 4

牛乳・乳製品

〈数字〉：炭水化物量 g
〈数字〉：可食部重量 g または mL

- 飲むヨーグルト 120mL〈15g〉
- 低脂肪牛乳 200mL〈11g〉
- 普通牛乳 200mL〈10g〉
- 無脂肪牛乳 200mL〈10g〉
- 無脂肪加糖ヨーグルト 100g〈12g〉
- 全脂無糖ヨーグルト 100g〈5g〉

カーボ数： 0.5 1

穀類

〈数字〉：炭水化物量 g
〈数字〉：可食部重量 g

- ラーメン 生麺 120g〈67g〉
- そうめん 2束 100g〈73g〉
- そば〈76g〉 生そば1玉 140g
- おにぎり〈74g〉 ご飯 200g
- スパゲティ 乾麺 100g〈72g〉
- カップラーメン ノンフライ 85g〈53g〉
- きつねうどん ゆで1玉 230g〈63g〉
- ご飯（中）160g〈59g〉
- そうめん 1束 50g〈36g〉
- かけそば〈55g〉 ゆで1玉 180g
- ご飯（小）120g〈45g〉
- もち 2個 100g〈50g〉
- 食パン 6枚切1枚〈28g〉
- コーンフレーク 40g〈33g〉
- ロールパン 1個 30g〈15g〉

カーボ数： 1 2 3 4 5

果物

〈数字〉：炭水化物量 g
〈数字〉：可食部重量 g

- 柿〈29g〉 1個 180g
- バナナ〈27g〉 大1本 120g
- 洋なし〈22g〉 1個 155g
- りんご〈19g〉 1/2個 130g
- すいか〈20g〉 1切 350g 正味 200g
- ぶどう〈23g〉 10粒 150g
- マンゴー〈12g〉 1/2個 70g
- いちご〈8.5g〉 5粒 100g
- みかん〈10g〉 1個 80g
- グレープフルーツ〈15g〉 1/2個 160g
- パイン缶〈8g〉 1切 40g

カーボ数： 0.5 1 2

炭水化物 20g 交換表

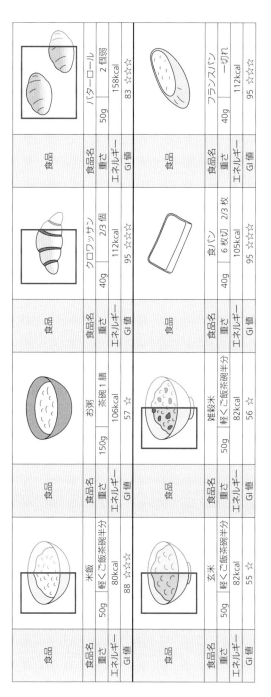

食品	食品名	重さ	エネルギー	GI値
	米飯 軽くご飯茶碗半分	50g	80kcal	88 ☆☆
	お粥 茶碗1膳	150g	106kcal	57 ☆
	クロワッサン 2/3個	40g	112kcal	95 ☆☆☆
	バターロール 2個弱	50g	158kcal	83 ☆☆☆
	玄米 軽くご飯茶碗半分	50g	82kcal	55 ☆
	雑穀米 軽くご飯茶碗半分	50g	82kcal	56 ☆
	食パン 6枚切 2/3枚	40g	105kcal	95 ☆☆☆
	フランスパン 一切れ	40g	112kcal	95 ☆☆☆

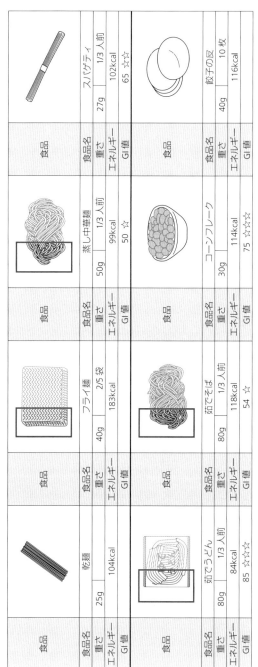

食品	食品名	重さ	エネルギー	GI値
	乾麺	25g	104kcal	
	フライ麺 2/5袋	40g	183kcal	
	蒸し中華麺 1/3人前	50g	99kcal	50 ☆
	スパゲティ 1/3人前	27g	102kcal	65 ☆
	茹でうどん 1/3人前	80g	84kcal	85 ☆☆
	茹でそば 1/3人前	80g	118kcal	54 ☆
	コーンフレーク	30g	114kcal	75 ☆☆☆
	餃子の皮 10枚	40g	116kcal	

p.101 ～ 102 の「カーボカウント指導パンフレット」を用いて，以下の順にカーボカウントの指導を進める．

■1 栄養素と血糖値の関係を知る

カーボカウントを始める前に三大栄養素と食後2時間後の血糖上昇のイメージについて学ぶ．炭水化物は，消化・吸収が速く他の栄養素と比べて最も早く血糖を上昇させ，たんぱく質，脂質と続く．炭水化物の量が多すぎると食後高血糖が起き，逆に少なすぎるとインスリン量と合わずに低血糖の原因となる．炭水化物は，同じ量を摂っても他の栄養素との組み合わせにより消化・吸収の時間が変わる．食後の血糖値に影響があるためカーボカウントを行う際，どのような組み合わせ方をすると，どれくらい血糖値に差が出るのかを各自が血糖自己測定で確認する必要がある．食物繊維が多く含まれる炭水化物は，消化吸収がゆっくり行われるため食後血糖が抑制される．炭水化物にたんぱく質が加わると，たんぱく質の消化時間により消化吸収が延長し，炭水化物のみのときよりも血糖上昇がやや遅くなる．炭水化物に脂質が加わると，脂質は胃内停滞時間が長く，特に消化吸収を延長させるため，食後血糖の上昇が遅くなるのみならず，脂質の量により次の食前血糖の上昇につながる．

■2 炭水化物を含む食品を知る

炭水化物が多く含まれている食品は大きく4つの群に分けられる（p.103「炭水化物が含まれる食品」）．でんぷん由来の炭水化物は，ご飯，パン，麺類，豆類，いもなどで，乳糖由来の炭水化物は牛乳，ヨーグルト，チーズなどである．果糖由来の炭水化物は果物，野菜，フルーツジュース，野菜ジュースなどで，ショ糖由来の炭水化物は，砂糖，アイスクリーム，ケーキ，チョコレートなどである．食品交換表の区分では，表1，2，4と調味料である．特に表4の乳製品はたんぱく質源のイメージがあるが，カーボカウントの考えでは，乳製品に含まれる乳糖が炭水化物に相当する．

■3 食品のラベル，栄養成分表示の読み方を知る

カーボカウントでは，食品のラベル，栄養成分表示を利用することができる．現在は，栄養成分表示がされている食品が多数ある．表示ラベルの読み方を知ることにより，食べた炭水化物量がわかる．表示にはさまざまな方法があり，1個あたりで記載されているもの，グラムあたりで書かれているものなど確認が必要で，また，炭水化物ではなく糖質と表記されているものもある．炭水化物と糖質はほぼ同じものと考えて差し支えない．家庭で作った食事や，外食や市販品で成分表示がないものは，炭水化物一覧表を作成して，そこから食べた食品を選んで換算してもらうとよい．

■4 炭水化物の摂取量を知る

次に，日常よく食べる献立，食品の炭水化物量を記録し，栄養士と一緒にカーボカウントの練習をする．糖質量を簡便に把握するため，「炭水化物20g交換表」（p.104）も使用している．主食の他，間食用，主菜，副菜用があり，おおまかな糖質量把握，交換に便利である．

■5 炭水化物の摂取量を一定にする

強化インスリン療法を行っていない患者さんでは，炭水化物の摂取量を一定にすることにより，食後血糖の安定化を図る．強化インスリン療法を行っている患者さんでは，炭水化物量に合わせてインスリン量を調整する．

血糖連動食事記録表

年　月　日(　)氏名:

	食品名	量	炭水化物量g	血糖値		薬物療法		備考
				食前	食後	種類	量	
朝食（　時）								
	小計		g	インスリン:	単位			
間食（　）								
	小計		g	インスリン:	単位			
昼食（　時）								
	小計		g	インスリン:	単位			
間食（　）								
	小計		g	インスリン:	単位			
夕食（　時）								
	小計		g	インスリン:	単位			
間食（　）								
	小計		g	インスリン:	単位			
	1日合計量		g					

1 記入についての注意点

　　なるべく普段の生活リズムで，普段よく食べる食事のパターンの日を患者さん自身が選び，食べたもの，目安量，その他日記メモの欄を記入してもらう．炭水化物量／カーボ数は栄養士が計算，記入する．1日だけの記録では，記録当日の体調や食事に左右される．できれば2〜3日分を記入してもらい，患者さんの食事の傾向をつかむことが望ましい．メモ欄には運動，入浴，体調など，血糖値にかかわるできごとを自由に記入してもらう．

　　主食の炭水化物（特にご飯）は，はかりの有無を確認し，自宅にはかりがあるなら計量してもらうよう伝える．

　　主菜や副菜の記入については1皿，1枚など目安量でよいが，メニュー名だけではなく，食材もわかる範囲で記入してもらう．場合によっては記録用紙をみながらフードモデルで確認をする．

　　血糖値の記録は，普段その患者さんが測定しているタイミングで記入してもらう．ただし，食事の炭水化物とインスリン量が見合っているかの確認を詳細にしたいときは，食前と食後90〜120分の記入を勧める．

JCOPY 498-12365

血糖連動食事記録表 〈記入説明用〉

年 月 日( )氏名:

	食品名	量	炭水化物量g	血糖値 食前	血糖値 食後	薬物療法 種類	量	備考
朝食（ 時）	食パン6枚切 牛乳 バナナ サラダ（レタス,トマト） 目玉焼き	1枚 コップ1杯 1本 1皿 卵1個			いつも測定しているタイミングで記入して下さい. どちらか一方だけでも結構です	予想外に血糖値が上がった時の状況を書き留めておきましょう		
	小計		g	インスリン:	単位			
間食（ ～ ）	普段よく食べるメニューの炭水化物量を知っておくと,血糖値のコントロールがしやすくなります			この欄は記入しなくて結構です				
	小計		g	インスリン:	単位			
昼食（ 時）				食事や間食をした時に,打ったインスリンの量もメモしておいて下さい				
	小計		g	インスリン:	単位			
間食（ ～ ）								
	小計		g	インスリン:	単位			
夕食（ 時）								
	小計		g	インスリン:	単位			
間食（ ～ ）								
	小計		g	インスリン:	単位			
	1日合計量		g					

血糖連動食事記録表 〈記入例〉

2013年 1月 26日(月)氏名: 南波 六太

	食品名	量	炭水化物量g	血糖値 食前	血糖値 食後	薬物療法 種類	量	備考
朝食（7時）	レーズンパン 目玉焼き ウィンナー サラダ（レタス,トマト） ヨーグルト	2個 1個 2本 1皿 1個		112	183	グリメピリド 1mg アカルボース 100mg	1錠 1錠	
	小計		g	インスリン:10	単位			
間食（ ～ ）								
	小計		g	インスリン:	単位			
昼食（12時）	おにぎり ごぼうサラダ 唐揚げ はるさめスープ	2個 1パック 3個 1カップ		221	232			服薬忘れた！
	小計		g	インスリン:11	単位			
間食（ ～ ）	ドーナッツ コーヒー	1個 1杯		219	230			
	小計		g	インスリン: 2	単位			
夕食（19時）	ご飯 カレイ煮つけ 冷奴 みそ汁 きゅうり浅漬け ビール	1杯120g 1切 1切1/4丁 1杯 5切 1缶350ml		207	215	グリメピリド 1mg アカルボース 100mg	1錠 1錠	
	小計		g	インスリン:13	単位			
間食（ ～ ）								
	小計		g	インスリン:	単位			
	1日合計量		g					

② 使い方

①記入した食事記録の中の，炭水化物を含む食品について，患者さん自身にマーカーで印
をつけるか，丸で囲んでもらう．

1）この用紙を使って初回で確認できること

この①の作業の初回では，患者さんが炭水化物を含む食品について，どの程度の知識を
もっているかの確認が可能である．長年交換表になじんできた，特に高齢の患者さんにとっ
ては，炭水化物，たんぱく質，脂質など三大栄養素の区別なく，とにかく食事をたくさん食
べ過ぎることが血糖値上昇の原因であると思い込むケースも見受けられる．食事を主食の炭
水化物だけで済まし，主菜でたんぱく質，そして副菜でビタミン・ミネラルなど必要な栄養
素を摂らない状態が続くと，血糖値は高いものの，アルブミン値の低下など栄養不足の状態
に陥る危険がある．このように，血糖値を上げる要因として，カロリーと炭水化物を混同し
ている場合，その知識の誤りを正すことにも役立つ．

2）2回目以降の利用の仕方

また，ご飯などの主食は控えめにしていても，おたふく豆やかぼちゃの煮つけなど，炭水
化物を多く含むおかずが原因で，食事全体の炭水化物量が多くなっている場合もある．この
ように，2回目以降も，この作業を繰り返し行うことで，患者さん本人が日常よく食べる食
品について，炭水化物をどれくらい含むのか，理解を深めることもできる．

②3食と間食のそれぞれの炭水化物量を計算する．3食で摂っている炭水化物の量にばら
つきがないかを検討する．

③標準体重から摂取エネルギーを求め，その50〜60%を炭水化物から摂取するとして患
者さんの1日に摂りたい炭水化物量を計算する．そして，それを3食と間食に振り分け，
実際の食事記録で摂っている炭水化物の量と比較する．血糖値を目標範囲に保つために，
まずは，毎日おおよそ同じ時間に，同じ量の炭水化物を摂れるようになることを目標と
する．

追加インスリンの練習帳

おやつの種類（洋菓子）	おやつの種類（和菓子）	おやつの種類（くだもの）
ケーキ　1個 炭水化物量47g　3カーボ	おはぎ　1個 炭水化物量60g　4カーボ	柿　1個 炭水化物量48g　3カーボ
チョコレート　1枚 炭水化物量39g　3カーボ	どら焼き　1個 炭水化物量50g　3カーボ	りんご　1個 炭水化物量29g　2カーボ
ドーナツ　1個 炭水化物量30g　2カーボ	ようかん　1切れ 炭水化物量48g　3カーボ	バナナ　1本 炭水化物量23g　2カーボ
プリン　1個 炭水化物量27g　2カーボ	たいやき　1個 炭水化物量44g　3カーボ	なし　1個 炭水化物量23g　2カーボ
スイートポテト　1個 炭水化物量27g　2カーボ	まんじゅう　1個 炭水化物量32g　2カーボ	グレープフルーツ　1/2個 炭水化物量19g　1カーボ
アイスクリーム　1個 炭水化物量23g　2カーボ	カステラ　1切れ 炭水化物量30g　2カーボ	キウイフルーツ　1個 炭水化物量14g　1カーボ
クッキー　2枚 炭水化物量12g　1カーボ	みたらしだんご　1串 炭水化物量32g　2カーボ	みかん　2個 炭水化物量12g　1カーボ
マドレーヌ　1個 炭水化物量9g　1カーボ	せんべい　1枚 炭水化物量12g　1カーボ	オレンジ　1個 炭水化物量10g　1カーボ

間食前血糖値 ▢ ➡ 2時間後血糖値 ▢

あなたがよく食べるおやつのリストも作ってみましょう!

おやつの種類	個数
炭水化物量（g）	カーボ数

食べたもの	目安量	炭水化物量

カーボ数 ▢

インスリン ▢

※炭水化物15g＝1カーボ

「あなたの好きなおやつは？」「どんなものをよく食べますか？」と尋ねると，土地柄や季節，また個人の好みでさまざまなおやつがあげられる．一般的なおやつの種類とカーボ数が記載されている前頁の図を参考に，おやつの種類1つにつき，何度か日を変えて同じインスリン量で追加インスリンを実行してもらい，間食前と2時間後の血糖値の変化を記録してきてもらう．例えば，間食前が目標範囲内におさまり，2時間後の血糖値がそれよりも高くなっていた場合は，追加インスリンの量を調整する．

　この図に記載しているおやつの他に，自分がよく食べるおやつをいくつか記入してもらうように空欄が設けてある．コンビニなど市販のものは栄養成分表示をみて記入してもらうと，その患者オリジナルのデータベースができる．以後は，この図を参考におやつ時の追加インスリンを実行し，血糖値の安定に役立ててもらう．

記入例

あなたがよく食べるおやつのリストも
作ってみましょう！

おやつの種類	個数
炭水化物量(g)	カーボ数
シュークリーム　1個	
炭水化物量13g　1カーボ	

間食前血糖値 187 ⟶ 2時間後血糖値 175

食べたもの	目安量	炭水化物量
クッキー	2枚	12g
シュークリーム	1個	13g

カーボ数 2

インスリン 2

※炭水化物15g＝1カーボ

JCOPY 498-12365

血糖予測訓練用記録シート

	日付	食事	食前測定値	食後予想値 (食前に予測)	超速攻・速攻型 インスリン量	食後測定値	予想値が非常に大きく はずれたときの理由
例	4/30	朝	80	200	8	153	いつもより散歩が長かった
1							
2							
3							
4							
5							
6							
7							
8							
9							
10							
11							
12							
13							
14							
15							
16							
17							
18							
⋮							

記入例

	日付	食事	食前測定値	食後予想値 (食前に予測)	超速攻・速攻型 インスリン量	食後測定値	予想値が非常に大きく はずれたときの理由
例	4/30	朝	80	200	8	153	いつもより散歩が長かった
1	5/1	朝	121	190	11	118	炭水化物量の見積もり違い
2	5/1	昼	98	160	11	138	
3	5/1	夕	75	250	18	212	
4							

◪ 血糖予測マネージメント

インスリン治療を行っている患者さんは食前の血糖値を測定した後，これから摂る食事の内容，特に糖質の量と質（カーボカウントとGI）はどのくらいか，これから行う運動の量と時間およびその質はどのくらいか，これから打つインスリンの種類と量，さらに現在の血糖に関係するその他の要素（ストレス，気温，生理の前後など）を勘案して食後血糖を予測していく必要がある（図）．すなわち，食前，食後の血糖自己測定（SMBG）値と行動を記録し，SMBG値と行動を振り返り，血糖のパターンをつかみ，食前に次の血糖値の予測をする．次に食後にSMBGを行い，実際の血糖値の確認を行う．最終的に，食事内容を含めた行動と血糖値の振り返りから血糖値へ影響する行動内容を変えて，よりよい血糖コントロールを導くようにする．この血糖予測マネージメントの中で，カーボカウントは血糖値へ影響する行動の一つととらえることができる．

血糖予測マネージメント

行動

食前血糖

185mg/dL

ノボラピット®
12単位
→ いつ頃，低血糖
になりやすい？

カレーライス
サラダ
アイスクリーム
（カーボ, GI）
→ 食後の血糖は
どのくらい？

散歩20分

ストレス，生理，
その他の要因
→ 次の食前の
血糖はどのくらい？

◩ 血糖予測マネージメントを意識した血糖予測訓練

カーボカウントは，指導の初めに食後血糖値の予測訓練を1カ月間行う．すなわち，食前血糖をもとに食事やその日の活動，体調などを考えて食後2時間血糖値を予想する練習である．

前ページはその記録シートである．食前血糖を記録し，その時点で食後2時間値の血糖予測を行い記録をする．使用したインスリンの単位も記録しておく．食後2時間後に血糖を実際に測り記録する．予想値が大きくはずれた場合は，その理由として思い当たることをメモしておく．

この作業を繰り返すことにより，食事内容，活動量などによる血糖値の変動を予測し，食後血糖値に対する勘を養い，インスリン注射の種類と注射のタイミングや量を工夫することができる．

主食に含まれる糖質早見表

糖質量	ご飯	パン	麺
30g	* ご飯 80g(子ども茶碗1杯) * シリアル 40g(牛乳なし)	* 食パン 60g(6枚切1枚) * ロールパン 60g(2個) * フランスパン 50g(2切れ)	
40g	* おにぎり 110g(1個) * 胚芽米 110g * 丸もち 80g(2個)	* 食パン 90g(4枚切1枚) * ベーグル 90g(1個) * クロワッサン 90g(2個)	
50g	* 角もち 100g(2個) * 太巻き (3切)	* ベーグル 90g(1個) * ドッグパン 100g(2本) * ホットケーキ 110g	* うどん(ゆで) 230g(1玉) * 蕎麦(ゆで) 160g(1人前) * カップうどん (1人前)
60g	* ご飯 160g(茶碗中1杯) * いなり寿し 180g(小3個)		* 中華めん(蒸) 150g(1人前) * 中華めん(茹) 215g(1人前)
70g			* そうめん(乾) 100g(2束) * パスタ(乾) 100g(1人前) * 蕎麦(生) 135g(1人前)

エネルギーの食事摂取基準：
推定エネルギー必要量（kcal/ 日）[1]

性　別	男　性			女　性		
身体活動レベル[1]	Ⅰ	Ⅱ	Ⅲ	Ⅰ	Ⅱ	Ⅲ
0 〜 5　（月）	―	550	―	―	500	―
6 〜 8　（月）	―	650	―	―	600	―
9 〜 11　（月）	―	700	―	―	650	―
1 〜 2　（歳）	―	950	―	―	900	―
3 〜 5　（歳）	―	1,300	―	―	1,250	―
6 〜 7　（歳）	1,350	1,550	1,750	1,250	1,450	1,650
8 〜 9　（歳）	1,600	1,850	2,100	1,500	1,700	1,900
10 〜 11　（歳）	1,950	2,250	2,500	1,850	2,100	2,350
12 〜 14　（歳）	2,300	2,600	2,900	2,150	2,400	2,700
15 〜 17　（歳）	2,500	2,800	3,150	2,050	2,300	2,550
18 〜 29　（歳）	2,300	2,650	3,050	1,700	2,000	2,300
30 〜 49　（歳）	2,300	2,700	3,050	1,750	2,050	2,350
50 〜 64　（歳）	2,200	2,600	2,950	1,650	1,950	2,250
65 〜 74　（歳）	2,050	2,400	2,750	1,550	1,850	2,100
75 以上　（歳）[2]	1,800	2,100	―	1,400	1,650	―
妊婦（付加量）[3]　初期				＋ 50	＋ 50	＋ 50
中期				＋ 250	＋ 250	＋ 250
後期				＋ 450	＋ 450	＋ 450
授乳婦（付加量）				＋ 350	＋ 350	＋ 350

[1] 身体活動レベルは, 低い, ふつう, 高いの三つのレベルとして, それぞれⅠ, Ⅱ, Ⅲで示した.

[2] レベルⅡは自立している者, レベルⅠは自宅にいてほとんど外出しない者に相当する. レベルⅠは高齢者施設で自立に近い状態で過ごしている者にも適用できる値である.

[3] 妊婦個々の体格や妊娠中の体重増加量および胎児の発育状況の評価を行うことが必要である.

注 1: 活用に当たっては, 食事摂取状況のアセスメント, 体重および BMI の把握を行い, エネルギーの過不足は, 体重の変化または BMI を用いて評価すること.

注 2: 身体活動レベルⅠの場合, 少ないエネルギー消費量に見合った少ないエネルギー摂取量を維持することになるため, 健康の保持・増進の観点からは, 身体活動量を増加させる必要がある.

（日本人の食事摂取基準. 2020 年版. 東京: 第一出版; 2020）

JCOPY 498-12365

用語集

修正因子　correction factor（CF）

　CF は速効型または超速効型インスリン 1 単位によって低下する血糖（mg/dL）の量と定義されている．血糖を食前の目標範囲に戻すために必要なインスリン量を計算するために広く用いられている方法である．インスリン感受性因子（ISF）とよばれることもある．一般的には 1800 ルールが用いられる．速効型インスリン使用者やインスリン抵抗性のある者は 1500 ルール，逆にインスリン感受性が高い者では 2000 ルールが用いられる．インスリンポンプ使用者では 1700 ルールの計算式が用いられることもある．キングの修正ルールも用いられている〔CF＝（1076 ÷TDD）＋12〕．

TDD　total daily insulin dose（1 日総インスリン量）

　CF や ICR を計算される際によく使われる指標で，基礎インスリンとボーラスインスリンを足した 1 日の総インスリン量を指す．

インスリンと炭水化物の比　insulin-to-carbohydrate ratio（ICR）

　インスリンと炭水化物の比（ICR）とは，どのくらいの炭水化物を何単位のインスリンで対応できるかという患者ごとの比である．インスリンの単位を 1U，炭水化物量を Xg として「1：X」として示される．ICR は，インスリン感受性に依存しており，感受性がよければ，カバーできる炭水化物量（g）が多くなる．また，1 日の中でも変動しており，1 人の患者でいくつかの ICR が必要となることがある．1）食事記録と血糖から求める，2）500 ルールを用いる（ICR＝500÷TDD），3）体重と TDD から求める（ICR＝体重×6.2/TDD），4）CF を用いる（ICR＝CF×0.33）などいくつかの ICR の計算法がある．

炭水化物 / インスリン比　carbohydrate-to-insulin ratio（CIR）

　炭水化物 / インスリン比（CIR）とは，1 単位のインスリンで処理できる炭水化物量（g）のことである．『カーボカウントの手びき』（日本糖尿病学会）では「糖質 / インスリン比」と記載されている．

基礎インスリン

　基礎インスリンとは，空腹状態で血糖を一定範囲に保つために，肝臓でのブドウ糖の産生を調節するために膵臓から分泌されているインスリンのことである．もし適切な量に調節することができれば，空腹時，食間および夜間に目標血糖値を達成するのに役立つ．頻回注射の基礎インスリンでは，1 日 2 回の中間型または 1 日 1 ～ 2 回の持効型インスリンで調整される．インスリンポンプを用いると，24 時間少しずつ持続的に注入でき，微妙な調節が可能である．一般に，基礎インスリン量は 1 日の総インスリン量（TDD）の 35 ～ 50％とされている．ただし，極端な糖質制限をしている人，座位中心のあまり身体を動かさない生活を送っている人では基礎インスリン量の比率が高くなる場合がある．

ボーラスインスリン

　ボーラス（bolus）とはもともとは大きな丸薬の意味．インスリンを一気に注入することから医療現場でよく使われている．食事や間食のときに食べる炭水化物量をカバーするのに用いられるのがボーラスインスリンである．速効型または超速効型インスリンが用いられる．糖尿病患者の ICR（インスリンと炭水化物の比）に基づいてボーラスは投与される．

文献

1) 日本糖尿病学会, 編・著. 医療者のためのカーボカウント指導テキスト「糖尿病食事療法のための食品交換表」準拠. 東京: 文光堂; 2017. p.3.

2) 日本糖尿病学会, 編・著. カーボカウントの手びき「糖尿病食事療法のための食品交換表」準拠. 東京: 文光堂; 2017. p.2-3.

3) 坂根直樹, 佐野喜子, 監訳. 糖尿病患者のためのカーボカウント完全ガイド. 東京: 医歯薬出版; 2008. p.11.

4) 厚生労働省. 日本人の食事摂取基準 (2020年版). https://www.mhlw.go.jp/content/10904750/000586553.pdf (2022年1月20日閲覧)

5) 厚生労働省. 令和元年国民健康・栄養調査結果の概要. https://www.mhlw.go.jp/content/10900000/000687163.pdf (2022年1月20日閲覧)

6) Smart CE, Evans M, O'Connell SM, et al. Both dietary protein and fat increase postprandial glucose excursions in children with type 1 diabetes, and the effect is additive. Diabetes Care. 2013; 36: 3897-902.

7) 日本糖尿病学会, 編・著. カーボカウントの手びき「糖尿病食事療法のための食品交換表」準拠. 東京: 文光堂; 2017. p.3.

8) 日本尿病学会, 編・著. 医療者のためのカーボカウント指導テキスト「糖尿病食事療法のための食品交換表」準拠. 東京: 文光堂; 2017. p.4-5.

9) 佐野喜子. 糖尿病の食事療法カーボカウントナビ. 東京: エクスナレッジ; 2012.

10) 黒田暁生, 長井直子, 小西祐子, 他. 食品交換表に基づく新たなカーボカウント指導法. 糖尿病. 2010; 53: 391-5.

11) Smart CE, Ross K, Edge JA, et al. Children and adolescents on intensive insulin therapy maintain postprandial glycaemic control without precise carbohydrate counting. Diabet Med. 2009; 26: 279-85.

12) 厚生労働省. 令和元年国民健康・栄養調査報告. https://www.mhlw.go.jp/stf/seisakunitsuite/bunya/kenkou_iryou/kenkou/eiyou/r1-houkoku_00002.html (2022年1月20日閲覧)

13) Imai S, Fukui M, Kajiyama S. Effect of eating vegetables before carbohydrates on glucose excursions in patients with type 2 diabetes. J Clin Biochem Nutr. 2014; 54: 7-11.

14) Kuwata H, Seino Y, Yabe D, et al. Meal sequence and glucose excursion, gastric emptying and incretin secretion in type 2 diabetes: a randomised, controlled crossover, exploratory trial. Diabetologia. 2016; 59: 453-61.

15) Peters AL, Davidson MB. Protein and fat effects on glucose responses and insulin requirements in subjects with insulin-dependent diabetes mellitus. Am J Clin Nutr. 1993; 58: 555-60.

16) Wolpert HA, Atakov-Castillo A, Smith SA, et al. Dietary fat acutely increases glucose concentrations and insulin requirements in patients with type 1 diabetes: implications for carbohydrate-based bolus dose calculation and intensive diabetes management. Diabetes Care. 2013; 36: 810-6.

17) 日本糖尿病学会, 編・著. 2020-2021 糖尿病治療ガイド. 東京: 文光堂; 2020. p.50.

18) 日本糖尿病学会, 編・著. 糖尿病腎症の食品交換表 第3版. 東京: 文光堂; 2016. p.117.

19) 日本尿病学会, 編・著. 医療者のためのカーボカウント指導テキスト「糖尿病食事療法のための食品交換表」準拠. 東京: 文光堂; 2017. p.20-1.

20) Eshakab ES, Isoa H, Mizoue T, et al. Soft drink, 100% fruit juice, and vegetable juice intakes and risk of diabetes mellitus. Clinical Nutrition. 2013; 32: 300-8.

21) Gangwisch JE, Hale L, Lane D, et al. High glycemic index diet as a risk factor for depression: analyses from the Women's Health Initiative. Am J Clin Nutr. 2015; 102: 454-63,

22) 日本糖尿病学会, 編・著. カーボカウントの手びき「糖尿病食事療法のための食品交換表」準拠. 東京: 文光堂; 2017. p.11-2.

23) Walker GS, Chen JY, Hopkinson H, et al. Structured education using Dose Adjustment for Normal Eating (DAFNE) reduces long-term HbA1c and HbA1c variability. Diabet Med. 2018; 35: 745-9.

24) 青木雄次, 前澤有紀, 丸山由紀子, 編. 使ってみよう！カーボカウントのための食品交換表. 松本: プラルト; 2011.

25) Aoki Y, Onzuka M. Glycemic variations after ingestion of different carbohydrate-containing foods assessed by continuous glucose monitoring in healthy and diabetic individuals in daily life. Diabet Res Open J. 2015; 1: 41-7.

26) Aoki Y. Simple carbohydrate restriction could bring about the renoprotective effect of sodium-glucose cotransporter 2 inhibitors in diabetes treatment. Acta Sci Nutr Health. 2019; 3: 149-51.

27) 日本糖尿病学会, 編・著. カーボカウントの手びき.「糖尿病食事療法のための食品交換表」準拠. 東京: 文光堂; 2017. p.34.

28) 村田 敬, 糖尿病 3C ワークブック 改訂第 2 版. 東京: 中山書店; 2016. p.106.

29) Kaufman FR, Westfall E, 著. 雨宮 伸, 難波光義, 監訳. インスリンポンプと CGM　糖尿病をうまく管理するためのガイド. 東京: 医歯薬出版社; 2015. p.96-101.

30) 日本糖尿病学会, 編・著. 糖尿病診療ガイドライン 2019. 東京: 南江堂; 2019.

31) Gillespie SJ, Kulkarni KD, Daly AE. Using carbohydrate counting in diabetes clinical practice. J Am Diet Assoc. 1998; 98: 897-905.

32) Wiethop BV, Cryer PE. Alanine and terbutaline in treatment of hypoglycemia in IDDM. Diabetes Care. 1993; 16: 1131-6.

33) 日本糖尿病学会, 編・著. 医療者のためのカーボカウント指導テキスト「糖尿病食事療法のための食品交換表」準拠. 東京: 文光堂; 2017.

34) Siler SQ, Neese RA, Christiansen MP, et al. The inhibition of gluconeogenesis following alcohol in humans. Am J Physiol. 1998; 275 (5 Pt 1): E897-907.

35) O'Keefe SJ, Marks V. Lunchtime gin and tonic a cause of reactive hypoglycaemia. Lancet. 1977; 1: 1286-8.

36) Lange J, Arends J, Willms B. Alcohol-induced hypoglycemia in type I diabetic patients. Med Klin (Munich). 1991; 86: 551-4.

37) Turner BC, Jenkins E, Kerr D, et al. The effect of evening alcohol consumption on next-morning glucose control in type 1 diabetes. Diabetes Care. 2001; 24: 1888-93.

38) 南 昌江. 低血糖時の補食の決め方. 糖尿病診療マスター. 2006; 4 (増刊号): 154-7.

39) Ahern JA, Boland EA, Doane R, et al. Insulin pump therapy in pediatrics: a therapeutic alternative to safely lower HbA1c levels across all age groups. Pediatr Diabetes. 2002; 3: 10-5.

40) 広瀬正和, 川村智行, 東出 崇, 他. 乳幼児期発症の糖尿病患者においてインスリン持続皮下注入療法 (CSII) とカーボカウント法により良好な経過をとった 3 例. 糖尿病. 2007; 50: 811-7.

41) 広瀬正和. 日本人小児 1 型糖尿病患者におけるカーボカウント法の有用性の検討. 糖尿病. 2007; 50: 731-8.

42) Alemzadeh R, Berhe T, Wyatt DT. Flexible insulin therapy with glargine insulin improved glycemic control and reduced severe hypoglycemia among preschool-aged children with type 1 diabetes mellitus. Pediatrics. 2005; 115: 1320-4.

43) American Diabetes Association, Standards of medical care in diabetes—2014. Diabetes Care. 2014; 37 Suppl 1: S14-80.

44) Bangstad HJ, Danne T, Deeb LC, et al. ISPAD Clinical Practice Consensus Guidelines 2006-2007. Insulin treatment. Pediatr Diabetes. 2007; 8: 88-102.

45) Schmidt S, Meldgaard M, Serifovski N, et al. Use of an automated bolus calculator in MDI-treated type 1 diabetes: the BolusCal Study, a randomized controlled pilot study. Diabetes Care. 2012; 35: 984-90.

46) Halfon P, et al. Correlation between amount of carbohydrate in mixed meals and insulin delivery by artificial pancreas in seven IDDM subjects. Diabetes Care. 1989; 12: 427-9.

47) Nuttall FQ, Gannon MC. Plasma glucose and insulin response to macronutrients in nondiabetic and NIDDM subjects. Diabetes Care. 1991; 14: 824-38.

48） Wolpert HA, et al. Dietary fat acutely increases glucose concentrations and insulin require-
ments in patients with type 1 diabetes. Diabetes Care. 2013; 36: 810-6.

49） Eisenbarth GS. Type I diabetes mellitus. A chronic autoimmune disease. N Engl J Med. 1986;
314: 1360-8.

50） Fukuda M, Tanaka A, Tahara Y, et al. Correlation between minimal secretory capacity of pan-
creatic beta-cells and stability of diabetic control. Diabetes. 1988; 37: 81-8.

51） 阿比留教生. 1型糖尿病患者へのカーボカウント導入時の注意点. 糖尿病. 2016; 8: 23-31.

52） Kawamura T. The importance of carbohydrate counting in the treatment of children with dia-
betes. Pediatr Diabetes. 2007; supple 6: 57-62.

53） 広瀬正和. 日本人小児1型糖尿病患者におけるカーボカウント法の有用性の検討. 糖尿病.
2007; 50: 10: 731-8.

54） Schmidt S, Schelde B, Nørgaard K. Effects of advanced carbohydrate counting in patients
with type 1 diabetes: a systematic review. Diabet Med. 2004; 31: 886-96.

55） 塚原佐知栄, 内潟安子, 岩本安彦, 他. 1型糖尿病患者における摂食障害・食行動異常合併の頻
度, 心理的背景および臨床像. 糖尿病. 2009; 52: 1: 13-21.

56） 黒田暁生. 第3回 減らすカーボカウント―応用カーボカウントを利用して減量しよう―. プラ
クティス. 2013; 30: 689-90.

57） 坂根直樹, 佐野喜子, 監修. カーボカウントに役立つ食品成分表　ひと目でわかる！糖質. エク
スナレッジ; 2012.

58） 坂根直樹, 監修. 糖質コントロールやせる食品成分表. エクスナレッジ; 2016.

59） Evert AB, Dennison M, Gardner CD, et al. Nutrition therapy for adults with diabetes or pre-
diabetes: a consensus report. Diabetes Care. 2019; 42: 731-45.

60） Yamada Y, Uchida J, Izumi H, et al. A non-calorie-restricted low-carbohydrate diet is effec-
tive as an alternative therapy for patients with type 2 diabetes. Intern Med. 2014; 53: 13-9.

61） Johnston CS, Tjonn SL, Swan PD, et al. Ketogenic low-carbohydrate diets have no metabolic
advantage over nonketogenic low-carbohydrate diets. Am J Clin Nutr. 2006; 83: 1055-61.

62） American Diabetes Association. http://www.diabetes.org/food-and-fitness/food/what-can-i-
eat/understanding-carbohydrates/carbohydrate-counting.html

63） Bowen ME, Cavanaugh KL, Wolff K, et al. The diabetes nutrition education study randomized
controlled trial: a comparative effectiveness study of approaches to nutrition in diabetes
self-management education. Patient Educ Couns. 2016; 99: 1368-76.

64） Mendes-Soares H, Raveh-Sadka T, Azulay S, et al. Model of personalized postprandial glyce-
mic response to food developed for an Israeli cohort predicts responses in Midwestern Ameri-
can individuals. Am J Clin Nutr. 2019; 110: 63-75.

65） Reierer F, Reiter M, Del Re L, et al. Analyzing the potential of advanced insulin dosing strat-
egies in patients with type 2 Diabetes: results from a hybrid in Silico Study. J Diabetes Sci
Technol. 2018; 12: 1029-40.

66） Monnier L, Mas E, Ginet C. et al. Activation of oxidative stress by acute glucose fluctuations
compared with sustained chronic hyperglycemia in patients with type 2 diabetes. JAMA. 2006;
295: 1681-7.

67） 第1回日本 Glycemic Index 研究会抄録集 (2003). http://www.gikenkyukai.com/dl/JASGI1.pdf
（2022 年 1 月 20 日閲覧）

68） Atkinson FS, Foster-Powell K, Brand-Miller JC. International tables of glycemic index and
glycemic load values: 2008. Diabetes Care. 2008; 31: 2281-3.

69） 金本郁男, 井上 裕, 守内 匡, 他. 低 Glycemic Index 食の摂取順序の違いが食後血糖プロファイ
ルに及ぼす影響. 糖尿病. 2010; 53: 96-101.

70） 金子明里咲, 堀 由美子, 中西由季子, 他. マヌカハニーの摂取タイミングの違いによる食後血
糖推移への影響. 糖尿病. 2019; 62 (Suppl.1): S-338.

71） Ledikwe JH, Blanck HM, Kettel Khan L, et al. Dietary energy density is associated with energy intake and weight status in US adults. Am J Clin Nutr. 2006; 83: 1362-8.

72) de Souza RJ, Swain JF, Appel LJ, et al. Alternatives for macronutrient intake and chronic disease: a comparison of the OmniHeart diets with popular diets and with dietary recommendations. Am J Clin Nutr. 2008; 88: 1-11.

73) Zhou B, Yamanaka-Okumura H, Adachi C, et al. Age-related appetite variations of fullness and satisfaction with different dietary energy densities in a large free-living sample of Japanese adults. J Acad Nutr Diet. 2013; 113: 1155-64.

74) Zhou B, Yamanaka-Okumura H, Adachi C, et al. High-fat diet-related stimulation of sweetness desire is greater in women than in men despite high vegetable intake. Public Health Nutr. 2014; 31: 1-10.

75) Zhou B, Yamanaka-Okumura H, Seki S, et al. What influences appetite more: eating approaches or cooking methods? J Med Invest. 2014; 61: 118-25.

76) Action to Control Cardiovascular Risk in Diabetes Study Group, Gerstein HC, Miller ME, et al. Effects of intensive glucose lowering in type 2 diabetes. N Engl J Med. 2008; 358: 2545-59.

77) 杉本正毅, 編. 2 型糖尿病のためのカーボカウント実践ガイド：食品交換表とカーボカウントの連携促進をめざす. 東京：医薬ジャーナル社；2014. p.220-41.

78) 日本糖尿病学会, 編・著. 妊婦の糖代謝異常. In: 糖尿病診療ガイドライン 2019. 東京：南江堂；2019. p.283-304.

79) Han S, Middleton P, Shepherdet E, et al. Different types of dietary advice for women with gestational diabetes mellitus. Cochrane Database Syst Rev. 2017; 2: CD009275.

80) ADA: Management of Diabetes in Pregnancy. Diabetes Care. 2020; 43 (Suppl1)：S183-92.

81) National Institute for Health and Care Excellence (NICE) guideline. https://www.nice.org.uk/

82) Freinkel N, Phelps RL, Metzger BE. Intermediary metabolism during normal pregnancy. In: Sutherland HW, Stowers JM, eds. Carbohydrate metabolism in pregnancy and the newborn. Springer-Verlag; 1979. p.1-31.

83) Munshi MN, Pandya N, Umpierrez GE, et al. Contributions of basal and prandial hyperglycemia to total hyperglycemia in order and younger adults with type 2 diabetes mellitus. J Am Geriatr Soc. 2013; 61: 535-41.

84) Bremer JP, Jauch-Chara K, Hallschmid M, et al. Hypoglycemia unawareness in order compared with middle-aged patients with type 2 diabetes.Diabetes Care. 2009; 32: 1513-7.

85) Miller CK, Edwards L, Kissling G, et al. Nutrition education improves metabolic outcomes among older adults with diabetes mellitus: results from a randomized controlled trial. Prev Med. 2002; 34: 252-9.

86) Espeland MA, Rejeski WJ, West DS, et al. Intensive Weight Loss Intervention in Older Individuals: results from the Action for Health in Diabetes Type 2 Diabetes Mellitus Trial. J Am Geriatrics Soc. 2013; 61: 912-22.

87) Porter Starr KN, Bales CW. Excessive body weight in older adults. Clin Geriatr Med. 2015; 31: 311-26.

88) Turnbull PJ, Sinclair AJ. Evaluation nutritional status and its relationship with functional status in order citizens with diabetes mellitus using the mini nutritional assessment (MNA) tool－a preliminary investigation. J Nutr Health Aging. 2002; 6: 185-9.

89) Peters AL, Davidson MB. Protein and fat effects on glucose responses and insulin requirements in subjects with insulin-dependent diabetes mellitus. Am J Clin Nutr. 1993; 58: 555-60.

90) Wolpert HA, Atakov-Castillo A, Smith SA, et al. Dietary fat acutely increases glucose concentrations and insulin requirements in patients with type 1 diabetes: implications for carbohydrate-based bolus dose calculation and intensive diabetes management. Diabetes Care. 2013; 36: 810-6.

索　引

はじめてのカーボカウント　　　　ⓒ

発　行	2009 年 5 月 25 日　　1 版 1 刷
	2010 年 5 月 25 日　　1 版 2 刷
	2013 年 2 月 15 日　　2 版 1 刷
	2016 年 2 月 25 日　　3 版 1 刷
	2022 年 3 月 25 日　　4 版 1 刷

編　著　坂　根　直　樹
　　　　佐　野　喜　子

発行者　株式会社　中　外　医　学　社
　　　　代表取締役　青　木　　滋
　　　　〒162-0805 東京都新宿区矢来町 62
　　　　電　話　　　(03) 3268-2701 (代)
　　　　振替口座　　00190-1-98814 番

印刷・製本 / 三和印刷 (株)　　　　＜SK・KN＞
ISBN978-4-498-12365-6　　　　Printed in Japan